La Dieta dei Gruppi Sanguigni

Segreti per Perdere Peso, Aumentare l'Energia, Vivere a Lungo e Ricette su Misura per Te

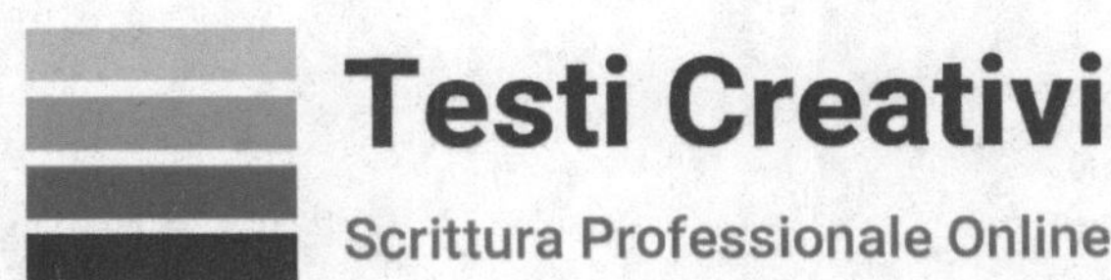

Indice

🎁 Alla fine di questo libro troverai un regalo esclusivo!

La Dieta dei Gruppi Sanguigni

Segreti per Perdere Peso, Aumentare l'Energia, Vivere a Lungo e Ricette su Misura per Te

I. Disclaimer: Limitazioni e Consigli Medici

1. Consultare il Medico Prima di Iniziare

Prima di intraprendere qualsiasi modifica significativa alla tua dieta, inclusa l'adozione della dieta dei gruppi sanguigni, è fondamentale consultare un medico o un dietologo. Questo è particolarmente importante se soffri di condizioni mediche preesistenti, prendi farmaci regolarmente, o hai specifiche esigenze nutrizionali. La consulenza medica ti permette di valutare se questa dieta è adatta alle tue condizioni di salute e se vi sono potenziali rischi che devi considerare.

Perché è Importante la Consulenza Medica?

La dieta dei gruppi sanguigni, come qualsiasi altra dieta, comporta cambiamenti nelle abitudini alimentari che possono influenzare il tuo metabolismo, i livelli di energia e, in alcuni casi, il funzionamento del tuo sistema immunitario. Per esempio, eliminare o ridurre drasticamente certi gruppi alimentari sulla base del tuo gruppo sanguigno potrebbe portare a carenze nutrizionali se non gestito correttamente. Un medico o un dietologo possono aiutarti a bilanciare la dieta per assicurare che il tuo corpo riceva tutti i nutrienti necessari, prevenendo potenziali problemi come l'anemia, la perdita di massa muscolare o la compromissione del sistema immunitario.

Valutazione delle Condizioni Mediche Pregresse

Se hai condizioni mediche specifiche, come diabete, malattie cardiovascolari, ipertensione o malattie autoimmuni, il medico dovrà valutare come la dieta dei gruppi sanguigni possa influire su queste condizioni. Per esempio, alcune varianti della dieta dei gruppi sanguigni raccomandano un elevato consumo di proteine animali per certi gruppi sanguigni, il che potrebbe non essere appropriato per una persona con problemi renali o cardiovascolari.

Consideriamo un caso pratico: Maria, una donna di 50 anni con ipertensione e pre-diabete, vuole adottare la dieta del gruppo sanguigno per migliorare la sua salute. Prima di iniziare, Maria consulta il suo medico, che le consiglia di monitorare attentamente l'assunzione di sale e zuccheri, indipendentemente dalle raccomandazioni della dieta dei gruppi sanguigni. Inoltre, il medico le suggerisce di mantenere una dieta bilanciata con un'adeguata assunzione di fibre e grassi sani, per evitare di peggiorare le sue condizioni. Grazie a questa consulenza, Maria è in grado di adattare la dieta dei gruppi sanguigni alle sue esigenze specifiche senza mettere a rischio la sua salute.

Monitoraggio degli Effetti della Dieta

Dopo aver iniziato la dieta dei gruppi sanguigni, è essenziale continuare a monitorare la tua salute attraverso regolari visite mediche. Il medico può richiedere esami del sangue per controllare i livelli di vitamine e minerali, la funzione renale e il profilo lipidico. Questo monitoraggio è particolarmente importante nei primi mesi di dieta, poiché è il periodo in cui il corpo si adatta ai nuovi regimi alimentari e possono emergere eventuali problemi.

Un altro esempio pratico potrebbe riguardare Luca, un uomo di 40 anni che inizia la dieta dei gruppi sanguigni basata principalmente su proteine animali. Dopo alcune settimane, inizia a sentirsi affaticato e nota che le sue prestazioni sportive sono diminuite. Luca si rivolge al medico, che esegue degli esami del sangue e scopre che Luca sta soffrendo di una carenza di magnesio e potassio, probabilmente dovuta alla riduzione dell'assunzione di frutta e verdura. Il medico consiglia a Luca di reintegrare questi nutrienti, adattando la dieta per includere una maggiore varietà di alimenti consentiti.

Personalizzazione e Adattamento della Dieta

Ogni individuo è unico, e ciò che funziona per una persona potrebbe non funzionare per un'altra. Un medico o un dietologo possono aiutarti a personalizzare la dieta dei gruppi sanguigni in base alle tue esigenze specifiche. Ad esempio, se sei intollerante al lattosio ma il tuo gruppo sanguigno richiede un elevato consumo di latticini, un dietologo potrebbe suggerirti alternative senza lattosio o fonti di calcio diverse, come le verdure a foglia verde o i supplementi di calcio.

Prendiamo come esempio Giulia, una giovane donna con intolleranza al glutine che appartiene al gruppo sanguigno O, per cui è raccomandata una dieta ricca di cereali integrali. Dopo aver consultato un dietologo, Giulia scopre che può sostituire i cereali integrali con alternative senza glutine come il riso integrale, la quinoa e l'amaranto, mantenendo comunque un equilibrio nutrizionale adeguato. Questa personalizzazione le consente di seguire la dieta dei gruppi sanguigni senza compromettere la sua salute.

Uso di Supplementi e Integratori

In alcuni casi, potrebbe essere necessario integrare la dieta con vitamine, minerali o altri supplementi per evitare carenze nutrizionali. È importante che qualsiasi uso di supplementi venga discusso con un medico, poiché l'eccesso di certi nutrienti può essere dannoso. Ad esempio, un eccesso di ferro può causare problemi al fegato, mentre un eccesso di vitamina D può portare a ipercalcemia, una condizione pericolosa.

Supponiamo che Carlo, un uomo di 60 anni che segue la dieta del gruppo sanguigno B, sia preoccupato di non assumere abbastanza vitamina D, poiché vive in una regione con poca esposizione al sole. Dopo aver consultato il suo medico, decide di prendere un supplemento di vitamina D3, ma solo nella dose raccomandata dal medico, per evitare problemi di salute. Questo approccio gli consente di seguire la dieta in modo sicuro, mantenendo al contempo un livello adeguato di vitamina D.

Conclusione: L'Importanza di un Approccio Cautelativo

Adottare la dieta dei gruppi sanguigni può portare a benefici per la salute se gestita correttamente, ma è cruciale farlo sotto la supervisione di un professionista sanitario. Questo ti aiuterà a evitare errori che potrebbero compromettere la tua salute e ti garantirà di seguire un piano alimentare equilibrato e sicuro. Il medico o il dietologo non solo forniranno indicazioni specifiche per le tue esigenze, ma saranno anche una risorsa preziosa per monitorare i tuoi progressi e fare gli aggiustamenti necessari lungo il percorso.

2. Possibili Rischi e Controindicazioni

La dieta dei gruppi sanguigni, sebbene abbia guadagnato
popolarità per la sua promessa di personalizzazione alimentare,
non è priva di rischi e controindicazioni. È fondamentale
comprendere queste potenziali problematiche prima di iniziare
il programma alimentare, poiché alcuni aspetti della dieta
potrebbero non essere adatti a tutti, e potrebbero addirittura
peggiorare determinate condizioni di salute.

Carenze Nutrizionali

Una delle principali preoccupazioni riguardo alla dieta dei
gruppi sanguigni è la possibilità di sviluppare carenze
nutrizionali. Ogni gruppo sanguigno ha un insieme di alimenti
raccomandati e di alimenti da evitare, il che può portare a
un'eliminazione eccessiva di determinati gruppi alimentari
essenziali. Ad esempio, il gruppo sanguigno O è incoraggiato a
seguire una dieta ricca di proteine animali e a ridurre i cereali e
i latticini. Questo potrebbe causare una carenza di fibre, calcio,
e vitamine del gruppo B, che sono fondamentali per la salute
del sistema nervoso, delle ossa e del metabolismo.

Consideriamo un caso pratico: Giovanni, un uomo di 35 anni
con gruppo sanguigno O, decide di seguire rigorosamente la
dieta consigliata, eliminando completamente cereali e latticini.
Dopo alcuni mesi, inizia a soffrire di stanchezza cronica e
crampi muscolari. Dopo una visita medica, si scopre che ha
sviluppato una carenza di calcio e di vitamina D, essenziale per
l'assorbimento del calcio. Per evitare tali problemi, è
importante monitorare attentamente la dieta e, se necessario,
integrare con alimenti o supplementi che forniscano i nutrienti
mancanti.

Effetti Collaterali Digestivi

Un altro rischio associato alla dieta dei gruppi sanguigni riguarda i possibili effetti collaterali digestivi. L'introduzione di alimenti non abituali o l'eliminazione di altri può causare problemi come costipazione, diarrea, gonfiore addominale e dispepsia. Ad esempio, il gruppo sanguigno A è incoraggiato a seguire una dieta vegetariana, con un alto consumo di legumi e cereali integrali. Tuttavia, per chi non è abituato a questo tipo di alimentazione, l'aumento improvviso di fibre potrebbe causare gonfiore e disagi digestivi.

Immagina Chiara, una donna di 28 anni con gruppo sanguigno A, che decide di adottare la dieta vegetariana consigliata. Dopo poche settimane, inizia a soffrire di gonfiore e dolore addominale. Il problema potrebbe essere attribuito all'introduzione improvvisa di grandi quantità di legumi e cereali integrali nella sua dieta, che richiedono più tempo per essere digeriti e possono causare fermentazione intestinale. Per ridurre questi effetti collaterali, sarebbe consigliabile introdurre gradualmente questi alimenti, permettendo al sistema digestivo di adattarsi.

Interazioni con Farmaci

Un aspetto spesso trascurato ma cruciale riguarda le potenziali interazioni tra la dieta e i farmaci che potresti assumere. Alcuni alimenti consigliati per determinati gruppi sanguigni potrebbero interferire con l'assorbimento o l'efficacia dei farmaci. Per esempio, il gruppo sanguigno B è incoraggiato a consumare latticini, ma per chi assume farmaci antibiotici o ipertensivi, i latticini possono ridurre l'efficacia del trattamento. Inoltre, alimenti ricchi di vitamina K, come le verdure a foglia verde, potrebbero interferire con i farmaci anticoagulanti, che sono essenziali per la prevenzione di ictus e infarti.

Prendiamo come esempio Mario, un uomo di 60 anni con gruppo sanguigno B, che assume farmaci per la pressione alta. Dopo aver iniziato la dieta dei gruppi sanguigni, nota che i suoi valori pressori non sono più sotto controllo. Una revisione della sua dieta e dei farmaci con il suo medico rivela che l'alto consumo di latticini stava interferendo con l'efficacia del farmaco. In questi casi, è essenziale che qualsiasi cambiamento nella dieta sia comunicato al medico curante, per prevenire potenziali interazioni pericolose.

Rischio di Estremizzazione Alimentare

Seguire la dieta dei gruppi sanguigni in modo troppo rigido può portare a un'estremizzazione delle abitudini alimentari. Questo fenomeno, noto anche come "ortoressia", è caratterizzato da un'ossessione per l'alimentazione sana che porta all'eliminazione eccessiva di alimenti e nutrienti essenziali, con il rischio di sviluppare disturbi alimentari. Ad esempio, una persona con gruppo sanguigno AB, che adotta rigidamente tutte le raccomandazioni della dieta, potrebbe limitare eccessivamente il consumo di carne, latticini e cereali, portando a una dieta molto limitata e squilibrata.

Un esempio pratico potrebbe essere quello di Francesca, una donna di 40 anni con gruppo sanguigno AB, che decide di seguire la dieta in modo molto rigido, eliminando completamente carne, latticini e molti cereali. Nel giro di pochi mesi, Francesca sviluppa una forte ansia legata al cibo e inizia a perdere peso in modo non salutare. Questa situazione potrebbe essere evitata adottando un approccio più equilibrato, che permetta un margine di flessibilità e una varietà sufficiente nella dieta.

Possibile Peggioramento di Condizioni di Salute Esistenti

In alcuni casi, la dieta dei gruppi sanguigni potrebbe peggiorare condizioni di salute esistenti. Ad esempio, persone con diabete potrebbero trovare difficile gestire i loro livelli di zucchero nel sangue se seguono una dieta che raccomanda un alto consumo di carboidrati per il loro gruppo sanguigno. Inoltre, persone con malattie renali potrebbero peggiorare la loro condizione se seguono una dieta ricca di proteine, come quella suggerita per il gruppo sanguigno O.

Consideriamo il caso di Alessandra, una donna di 55 anni con gruppo sanguigno O e diabete di tipo 2. La dieta suggerita per il suo gruppo sanguigno prevede un alto consumo di carne e proteine animali, ma la mancanza di carboidrati complessi e fibre potrebbe causare picchi glicemici difficili da gestire. Per Alessandra, è fondamentale consultare un dietologo specializzato per adattare la dieta dei gruppi sanguigni alle sue necessità, senza compromettere il controllo glicemico.

Conclusione: La Necessità di un Approccio Prudente

Adottare la dieta dei gruppi sanguigni richiede una consapevolezza approfondita dei potenziali rischi e controindicazioni. È importante non solo seguire le raccomandazioni generali, ma anche adattare la dieta alle proprie esigenze individuali e condizioni di salute, sotto la supervisione di un professionista sanitario. Questo approccio ti permetterà di beneficiare delle potenziali virtù della dieta senza incorrere in problemi che potrebbero compromettere il tuo benessere.

3. Non Sostituire Cure Mediche con la Dieta

Uno degli errori più comuni e potenzialmente pericolosi che le persone possono commettere quando adottano una nuova dieta, come quella dei gruppi sanguigni, è credere che un cambiamento alimentare possa sostituire le cure mediche tradizionali. Sebbene una dieta equilibrata e personalizzata possa contribuire in modo significativo al benessere generale, non dovrebbe mai essere vista come un'alternativa a trattamenti medici prescritti, soprattutto per condizioni croniche o gravi.

Il Ruolo della Dieta nei Trattamenti Medici

La dieta gioca un ruolo importante nella gestione di molte condizioni di salute, come il diabete, le malattie cardiache e l'ipertensione. Tuttavia, è fondamentale comprendere che l'alimentazione è solo uno degli strumenti nella cassetta degli attrezzi della medicina. I farmaci, la terapia fisica e altre forme di trattamento non possono essere semplicemente sostituiti da cambiamenti dietetici. La dieta dei gruppi sanguigni può essere un complemento utile, ma non una cura in sé.

Ad esempio, una persona con diabete di tipo 2 potrebbe trovare beneficio nell'adottare la dieta del gruppo sanguigno O, che raccomanda un basso consumo di carboidrati raffinati. Tuttavia, questo cambiamento dietetico non sostituirà la necessità di insulina o altri farmaci per mantenere i livelli di zucchero nel sangue sotto controllo. Ignorare i farmaci prescritti in favore di cambiamenti dietetici potrebbe portare a gravi complicazioni, come chetoacidosi diabetica o danni permanenti agli organi.

Esempi di Condizioni che Richiedono Trattamenti Medici Continuativi

Ci sono molte condizioni per le quali l'interruzione delle cure mediche potrebbe avere conseguenze disastrose. Prendiamo il caso di Marco, un uomo di 45 anni con pressione arteriosa alta (ipertensione) e gruppo sanguigno B. Marco decide di seguire la dieta per il suo gruppo, che prevede una riduzione dell'assunzione di carne e un aumento dei latticini e dei vegetali. Nonostante i potenziali benefici di questo approccio dietetico, la sospensione dei suoi farmaci per la pressione sanguigna potrebbe esporlo a un rischio significativamente maggiore di ictus o infarto. Anche se la dieta può contribuire a migliorare la salute cardiovascolare, non è in grado di sostituire l'effetto dei farmaci che abbassano la pressione.

Un altro esempio potrebbe riguardare Anna, una donna di 50 anni con ipotiroidismo e gruppo sanguigno A. Anna segue rigorosamente una dieta vegetariana, come consigliato per il suo gruppo sanguigno, e nota un miglioramento generale nel suo livello di energia. Tuttavia, se decidesse di interrompere la sua terapia con ormone tiroideo sostitutivo (levotiroxina) perché si sente meglio, rischierebbe di sperimentare gravi sintomi di ipotiroidismo, come affaticamento estremo, depressione, e aumento di peso. È cruciale che Anna continui a prendere i suoi farmaci e consideri la dieta come un supporto, non una cura.

Effetti Collaterali e Complicazioni dell'Autogestione

L'autogestione della salute attraverso la sola dieta può portare a effetti collaterali imprevisti e complicazioni. La mancanza di un controllo medico può far sì che i problemi di salute passino inosservati fino a quando non diventano gravi. Ad esempio, seguire rigidamente una dieta basata sui gruppi sanguigni senza supervisione potrebbe portare a squilibri nutrizionali, come una carenza di vitamine o minerali, che possono avere conseguenze negative sulla salute a lungo termine.

Consideriamo il caso di Luca, un uomo di 30 anni con gruppo sanguigno O che soffre di colite ulcerosa, una malattia infiammatoria cronica dell'intestino. Luca decide di seguire la dieta raccomandata per il suo gruppo, che prevede un alto consumo di carne e un basso consumo di cereali e legumi. Tuttavia, questa dieta ricca di proteine e povera di fibre potrebbe aggravare i sintomi della sua condizione, causando un aumento dell'infiammazione e peggiorando il suo stato di salute. La gestione della colite ulcerosa richiede spesso farmaci immunosoppressori e una dieta bilanciata ricca di fibre solubili, per cui il cambiamento dietetico senza supervisione medica può essere controproducente.

Il Ruolo della Consulenza Medica Continuativa

La consulenza medica regolare è fondamentale per monitorare l'efficacia delle terapie e per fare gli aggiustamenti necessari. Se si decide di seguire la dieta dei gruppi sanguigni, è importante farlo in collaborazione con il proprio medico. Questo approccio integrato consente di mantenere i benefici delle terapie mediche, garantendo al contempo che la dieta scelta sia bilanciata e sicura.

Ad esempio, Sara, una donna di 40 anni con gruppo sanguigno AB e problemi di colesterolo alto, inizia a seguire la dieta raccomandata per il suo gruppo. Allo stesso tempo, continua a prendere il farmaco prescritto dal medico per abbassare il colesterolo. Nel corso di diverse visite mediche, il medico rileva un miglioramento nei livelli di colesterolo di Sara e decide di ridurre gradualmente la dose del farmaco. Questo tipo di collaborazione tra dieta e terapia medica può portare a risultati ottimali, ma solo se gestito con attenzione e supervisione.

Importanza dell'Educazione e della Consapevolezza

È cruciale educare se stessi riguardo alla propria condizione di salute e capire che nessuna dieta, inclusa quella dei gruppi sanguigni, può sostituire completamente i trattamenti medici. Le diete possono offrire supporto e migliorare la qualità della vita, ma la loro applicazione deve essere sempre vista come complementare, non alternativa, alla medicina convenzionale.

Ad esempio, è possibile che una persona con gruppo sanguigno A e artrite reumatoide noti una riduzione del dolore articolare seguendo una dieta vegetariana, ricca di antiossidanti e priva di alimenti infiammatori. Tuttavia, la sospensione dei farmaci antinfiammatori prescritti potrebbe portare a un peggioramento della malattia e a danni articolari irreversibili. Pertanto, è essenziale che questa persona continui la terapia medica mentre adatta la dieta per ottenere il massimo beneficio.

Conclusione: Dieta come Complemento, non Sostituto

In sintesi, la dieta dei gruppi sanguigni può essere un utile complemento alle cure mediche tradizionali, ma non deve mai essere vista come un sostituto. La combinazione di una dieta equilibrata e personalizzata con terapie mediche appropriate offre la migliore possibilità di gestire la propria salute in modo efficace e sicuro. Ricorda sempre di consultare il tuo medico prima di apportare modifiche significative alla tua dieta o al tuo regime terapeutico, per garantire che stai facendo ciò che è meglio per il tuo benessere complessivo.

4. Adattamento Individuale e Reazioni Avverse

Quando si adotta un nuovo regime alimentare come la dieta dei gruppi sanguigni, è fondamentale comprendere che ogni individuo risponde in modo diverso ai cambiamenti dietetici. Questo principio si applica in particolare alla dieta dei gruppi sanguigni, poiché le raccomandazioni alimentari si basano sul tipo di sangue, ma non tengono conto delle molteplici variabili individuali, come le condizioni di salute preesistenti, le allergie, le intolleranze alimentari e il metabolismo. Di conseguenza, l'adattamento individuale e la possibile insorgenza di reazioni avverse devono essere tenuti in considerazione per garantire un'esperienza salutare e sicura.

Importanza dell'Adattamento Graduale

Un cambiamento improvviso nella dieta può provocare reazioni avverse, come problemi digestivi, affaticamento o malessere generale. Per minimizzare questi rischi, è consigliabile introdurre gradualmente i nuovi alimenti consigliati dalla dieta dei gruppi sanguigni e ridurre progressivamente quelli da evitare. Questo approccio permette al corpo di adattarsi alle nuove abitudini alimentari senza provocare shock o stress eccessivo al sistema digestivo.

Ad esempio, Maria, una donna di 42 anni con gruppo sanguigno A, decide di seguire la dieta raccomandata, che prevede un aumento del consumo di legumi e verdure e una riduzione dell'assunzione di carne. Invece di fare un cambiamento drastico da un giorno all'altro, Maria decide di introdurre più legumi nella sua dieta gradualmente, sostituendo la carne con alimenti vegetali una volta alla settimana, poi due volte, e così via. Questo approccio graduale le consente di monitorare come il suo corpo reagisce ai nuovi alimenti e di fare aggiustamenti se necessario, evitando problemi digestivi come gonfiore o gas.

Monitorare le Reazioni Avverse
Durante la transizione a una nuova dieta, è fondamentale monitorare attentamente il proprio corpo per individuare eventuali reazioni avverse. Questi segnali possono variare da lievi disturbi, come mal di testa o irritabilità, a sintomi più gravi, come eruzioni cutanee, difficoltà respiratorie o problemi gastrointestinali significativi. Alcuni di questi sintomi potrebbero essere temporanei, mentre altri potrebbero indicare un'incompatibilità con determinati alimenti.

Immaginiamo Paolo, un uomo di 50 anni con gruppo sanguigno B, che inizia a seguire la dieta dei gruppi sanguigni aumentando il consumo di latticini, come raccomandato per il suo gruppo. Dopo alcune settimane, Paolo nota che sviluppa sintomi come diarrea e crampi addominali, segni tipici di un'intolleranza al lattosio. In questo caso, Paolo dovrebbe rivedere la sua dieta e consultare un medico o un dietologo per determinare se è necessario limitare o eliminare i latticini e trovare alternative nutrizionali adeguate.

Esempi di Adattamento Individuale

Ogni individuo ha un metabolismo unico, che può influenzare il modo in cui il corpo reagisce ai cambiamenti dietetici. Alcune persone potrebbero trovare facile adattarsi a una dieta ricca di proteine animali, come quella raccomandata per il gruppo sanguigno O, mentre altre potrebbero sperimentare problemi digestivi o aumento di peso. Allo stesso modo, una dieta prevalentemente vegetariana potrebbe essere benefica per alcune persone con gruppo sanguigno A, ma potrebbe non fornire sufficiente energia o nutrienti per altre, soprattutto se conducono uno stile di vita molto attivo.

Consideriamo Laura, una donna di 35 anni con gruppo sanguigno O, che decide di seguire la dieta ad alto contenuto proteico consigliata. Laura nota che, nonostante si senta inizialmente più energica, dopo alcuni mesi inizia a soffrire di stanchezza e irritabilità. Dopo aver consultato un nutrizionista, scopre che la sua dieta è troppo ricca di proteine animali e povera di carboidrati complessi, necessari per il suo metabolismo specifico. Laura adatta quindi la sua dieta per includere una quantità maggiore di verdure ricche di amido e frutta, ritrovando un equilibrio energetico.

Tecniche Pratiche per Monitorare e Adattare la Dieta

Per chiunque inizi la dieta dei gruppi sanguigni, è consigliabile tenere un diario alimentare in cui annotare cosa si mangia ogni giorno e le eventuali reazioni fisiche o emotive. Questo strumento può essere particolarmente utile per identificare alimenti che potrebbero causare problemi o che, al contrario, apportano benefici. Un diario alimentare consente di fare aggiustamenti tempestivi e informati, riducendo il rischio di effetti collaterali negativi.

Inoltre, è utile fare regolarmente delle analisi del sangue, soprattutto nei primi mesi di adattamento alla dieta. Questi esami possono aiutare a monitorare i livelli di nutrienti essenziali e a individuare eventuali carenze che potrebbero emergere a causa delle modifiche alimentari. Ad esempio, se una persona con gruppo sanguigno A segue una dieta a basso contenuto di proteine animali, potrebbe essere necessario monitorare i livelli di ferro e vitamina B12, due nutrienti spesso carenti nelle diete vegetariane o vegane.

Consultare un Professionista della Salute

Nonostante la dieta dei gruppi sanguigni possa offrire indicazioni generali basate sul tipo di sangue, è essenziale consultare un professionista della salute, come un dietologo o un nutrizionista, per personalizzare ulteriormente la dieta in base alle proprie esigenze specifiche. Un professionista può aiutare a identificare alimenti che potrebbero essere problematici e suggerire alternative sicure e nutrienti. Questo è particolarmente importante per chi ha condizioni di salute preesistenti, come allergie, intolleranze alimentari, o malattie croniche.

Ad esempio, Marco, un uomo di 60 anni con gruppo sanguigno B e una storia di malattie cardiache, decide di seguire la dieta dei gruppi sanguigni. Tuttavia, essendo a rischio di malattie cardiovascolari, consulta un nutrizionista che lo aiuta a bilanciare la sua dieta per ridurre il consumo di grassi saturi, nonostante le raccomandazioni generali per il suo gruppo sanguigno. Questo approccio gli permette di seguire la dieta dei gruppi sanguigni senza compromettere la sua salute cardiaca.

Conclusione: Personalizzazione e Cautela

L'adattamento individuale è fondamentale quando si segue la dieta dei gruppi sanguigni. Mentre le linee guida generali possono fornire una base utile, è essenziale monitorare attentamente il proprio corpo per individuare eventuali reazioni avverse e adattare la dieta di conseguenza. La consulenza di un professionista della salute è altamente raccomandata per garantire che la dieta sia equilibrata, sicura e adeguata alle proprie esigenze individuali.

5. Monitoraggio Continuo della Salute

Una delle componenti più cruciali per il successo a lungo termine della dieta dei gruppi sanguigni è il monitoraggio continuo della propria salute. Questo non solo aiuta a identificare precocemente eventuali problemi, ma consente anche di fare aggiustamenti tempestivi alla dieta per ottimizzare i benefici. Un monitoraggio regolare è particolarmente importante perché le risposte del corpo possono variare nel tempo e le esigenze nutrizionali possono cambiare a seconda di fattori come l'età, il livello di attività fisica e le condizioni di salute preesistenti.

L'Importanza del Monitoraggio Regolare

Il monitoraggio continuo della salute è fondamentale per garantire che la dieta dei gruppi sanguigni sia efficace e sicura per l'individuo. Cambiamenti nella dieta possono influenzare vari aspetti della salute, inclusi i livelli di energia, la qualità del sonno, il peso corporeo e persino la salute mentale. Osservare come il corpo risponde alla dieta è essenziale per determinare se il regime alimentare sta fornendo i benefici desiderati o se sono necessari aggiustamenti.

Ad esempio, se una persona con gruppo sanguigno A nota un aumento della fatica dopo aver seguito la dieta per alcune settimane, potrebbe essere necessario rivedere il piano alimentare per assicurarsi che stia ottenendo abbastanza proteine o ferro. In questo caso, un monitoraggio regolare del livello di energia e un diario alimentare potrebbero rivelare che la dieta attuale è carente in alcuni nutrienti essenziali.

Strumenti e Metodi di Monitoraggio

Per i principianti, uno degli strumenti più utili per monitorare la propria salute durante la dieta dei gruppi sanguigni è il diario alimentare. Questo diario dovrebbe includere non solo ciò che si mangia ogni giorno, ma anche eventuali sintomi fisici o emotivi che si manifestano. Tenere traccia di fattori come l'umore, la qualità del sonno, il livello di energia e la funzionalità intestinale può aiutare a individuare schemi che potrebbero indicare un problema dietetico.

Ad esempio, se Giovanni, un uomo di 45 anni con gruppo sanguigno O, inizia a notare episodi di gonfiore addominale dopo aver aumentato il consumo di carne rossa, potrebbe usare il diario per registrare questi episodi e cercare di correlare i sintomi con specifici alimenti o combinazioni di alimenti. Questa pratica permette di fare aggiustamenti, come ridurre le porzioni di carne o scegliere tagli meno grassi, per vedere se i sintomi migliorano.

Oltre al diario alimentare, l'uso di strumenti tecnologici come le app per il monitoraggio della salute può offrire un modo semplice e conveniente per tenere traccia dei progressi. Queste app possono aiutare a monitorare parametri come l'assunzione di nutrienti, il peso corporeo, la pressione sanguigna e persino la glicemia, a seconda delle esigenze individuali.

Esami Medici Periodici

Mentre i diari e le app possono fornire informazioni utili, gli esami medici periodici sono essenziali per una valutazione accurata e completa della salute. Gli esami del sangue, in particolare, possono rivelare carenze nutrizionali o squilibri che potrebbero non essere evidenti altrimenti. Ad esempio, un controllo regolare dei livelli di ferro, vitamina B12 e acido folico è particolarmente importante per coloro che seguono una dieta vegetariana o vegana, come raccomandato per il gruppo sanguigno A.

Consideriamo il caso di Elisa, una donna di 38 anni con gruppo sanguigno A che segue rigorosamente la dieta vegetariana consigliata. Dopo alcuni mesi, Elisa inizia a sentirsi stanca e debole, nonostante stia seguendo la dieta con attenzione. Un esame del sangue rivela che Elisa ha una carenza di vitamina B12, una vitamina essenziale che si trova principalmente nei prodotti di origine animale. Con l'aiuto del medico, Elisa può integrare la vitamina B12 attraverso supplementi o alimenti fortificati, correggendo la carenza e migliorando il suo livello di energia.

Consultazione con Professionisti della Salute

Il monitoraggio continuo della salute dovrebbe essere accompagnato da consultazioni regolari con un medico o un dietologo. Questi professionisti possono aiutare a interpretare i risultati degli esami, valutare i progressi e suggerire modifiche alla dieta per assicurarsi che sia equilibrata e adatta alle esigenze individuali. Le visite regolari con un professionista della salute possono anche prevenire problemi più gravi, identificando potenziali rischi prima che diventino critici.

Ad esempio, Lorenzo, un uomo di 55 anni con gruppo
sanguigno B e una storia familiare di malattie cardiache, segue
la dieta del suo gruppo, che include una buona quantità di
latticini. Durante una visita di controllo, il suo medico nota che
i suoi livelli di colesterolo sono aumentati. Anche se i latticini
sono consigliati per il gruppo sanguigno B, in questo caso
specifico, il medico potrebbe suggerire di ridurre l'assunzione
di latticini ricchi di grassi e di optare per versioni a basso
contenuto di grassi, oltre a includere più fibre nella dieta.

Adattamenti Basati sui Risultati

Il monitoraggio continuo della salute non riguarda solo la
prevenzione dei problemi, ma anche l'ottimizzazione della
dieta per migliorare i risultati a lungo termine. A seconda di
come il corpo risponde alla dieta dei gruppi sanguigni,
potrebbero essere necessari aggiustamenti per massimizzare i
benefici. Ad esempio, se una persona con gruppo sanguigno O
che pratica attività fisica intensa nota un calo di prestazioni,
potrebbe essere utile aumentare l'assunzione di carboidrati
complessi, pur mantenendo un focus sulle proteine animali, per
fornire energia sostenuta.

Anche la perdita di peso è un'area in cui il monitoraggio è
essenziale. Se il peso corporeo non cambia come previsto o se
la perdita di peso è troppo rapida, potrebbe essere necessario
rivedere le porzioni o l'equilibrio dei macronutrienti nella dieta.
In alcuni casi, potrebbe essere necessario consultare un
professionista per ricalibrare l'apporto calorico e garantire che
la dieta sia sostenibile a lungo termine.

Conclusione: Un Impegno Continuo per la Salute

Il monitoraggio continuo della salute è un elemento chiave per garantire che la dieta dei gruppi sanguigni funzioni in modo efficace e sicuro. Attraverso l'uso di diari alimentari, app di monitoraggio, esami medici periodici e consultazioni con professionisti della salute, è possibile adattare la dieta alle esigenze individuali e prevenire potenziali problemi. Ricorda che la tua salute è un investimento a lungo termine e che il monitoraggio costante è uno degli strumenti più potenti per mantenere il benessere mentre segui la dieta dei gruppi sanguigni.

6. Uso Responsabile delle Informazioni Fornite

Seguire una dieta specifica, come quella basata sui gruppi sanguigni, richiede una comprensione accurata e responsabile delle informazioni fornite. Questo capitolo intende sottolineare l'importanza di utilizzare le linee guida e i consigli in modo appropriato, riconoscendo i limiti delle informazioni presentate e applicandole con cautela e consapevolezza. Un uso responsabile delle informazioni significa anche adattare i consigli alla propria situazione personale, consultare professionisti della salute quando necessario e non cadere nella tentazione di applicare in modo rigido o indiscriminato le raccomandazioni dietetiche.

Capire i Limiti delle Informazioni

È fondamentale comprendere che le informazioni fornite in questo manuale, pur essendo basate su teorie consolidate e su ricerche nell'ambito della dieta dei gruppi sanguigni, non possono sostituire il parere di un professionista della salute. Ogni individuo è unico, e ciò che funziona per una persona potrebbe non essere altrettanto efficace o sicuro per un'altra. Ad esempio, una dieta che raccomanda l'eliminazione di determinati alimenti in base al gruppo sanguigno potrebbe non considerare condizioni mediche preesistenti, allergie o altre necessità nutrizionali specifiche.

Consideriamo il caso di Sara, una donna con gruppo sanguigno A che decide di seguire una dieta vegetariana, come suggerito per il suo gruppo. Tuttavia, Sara soffre di una carenza di ferro che richiede un apporto maggiore di questo minerale rispetto alla media. Se seguisse alla lettera le raccomandazioni della dieta senza adattarle alla sua condizione, potrebbe peggiorare la sua carenza di ferro. In questo caso, un uso responsabile delle informazioni comporta la modifica delle linee guida per includere fonti di ferro vegetali come lenticchie e spinaci, o l'uso di integratori sotto la supervisione di un medico.

Adattare le Informazioni alla Propria Situazione

L'uso responsabile delle informazioni comporta l'adattamento delle raccomandazioni generali alla propria situazione specifica. Ogni individuo ha bisogni nutrizionali unici, che possono essere influenzati da fattori come l'età, il livello di attività fisica, le condizioni di salute e persino il proprio stile di vita. Ad esempio, un atleta con gruppo sanguigno O potrebbe dover aumentare l'assunzione di carboidrati complessi rispetto a quanto consigliato dalla dieta, per soddisfare le esigenze energetiche durante l'allenamento.

Immaginiamo Marco, un uomo di 30 anni con gruppo
sanguigno O, che segue la dieta consigliata per il suo gruppo,
caratterizzata da un alto contenuto proteico e un basso apporto
di carboidrati. Tuttavia, Marco è un maratoneta e scopre che il
ridotto apporto di carboidrati compromette le sue prestazioni
durante l'allenamento. Un uso responsabile delle informazioni
lo porta ad adattare la dieta per includere una maggiore quantità
di cereali integrali, mantenendo comunque un focus sulle
proteine, per fornire l'energia necessaria e supportare la sua
attività fisica.

Consultare Fonti Affidabili e Aggiornate

Le informazioni nutrizionali e dietetiche sono in continua
evoluzione, e ciò che è considerato valido oggi potrebbe essere
rivisto o aggiornato in futuro. È quindi importante non solo fare
affidamento sulle linee guida presentate in questo manuale, ma
anche consultare regolarmente fonti affidabili e aggiornate. La
scienza della nutrizione è dinamica, e nuovi studi potrebbero
fornire ulteriori dettagli o modificare le raccomandazioni
esistenti.

Per esempio, Claudia, una donna di 50 anni con gruppo
sanguigno B, ha seguito la dieta del gruppo sanguigno per anni.
Tuttavia, è consapevole che la ricerca in ambito nutrizionale è
in continua evoluzione. Decide quindi di seguire pubblicazioni
scientifiche aggiornate e di partecipare a seminari o conferenze
quando possibile. Questo le permette di rimanere informata su
eventuali nuove scoperte che potrebbero influenzare la sua
dieta o la gestione della sua salute.

Evitare l'Autodiagnosi e l'Auto-Trattamento

Un errore comune è quello di utilizzare informazioni dietetiche come base per autodiagnosi o auto-trattamenti, senza consultare un professionista della salute. Questo approccio può essere pericoloso, poiché alcune condizioni di salute richiedono diagnosi accurate e trattamenti specifici che non possono essere risolti semplicemente attraverso cambiamenti nella dieta. Anche se una persona ritiene di trarre beneficio da una dieta basata sui gruppi sanguigni, è essenziale consultare un medico o un dietologo prima di apportare modifiche significative alla propria alimentazione, soprattutto in presenza di malattie croniche o sintomi persistenti.

Ad esempio, Luca, un uomo di 40 anni con gruppo sanguigno AB, inizia a soffrire di problemi digestivi dopo aver seguito la dieta del gruppo sanguigno per alcuni mesi. Invece di consultare immediatamente un medico, decide di eliminare ulteriori alimenti dalla sua dieta, peggiorando la situazione. Solo dopo aver consultato un gastroenterologo scopre che soffre di una condizione medica che richiede un trattamento specifico e che i suoi problemi digestivi non erano causati dagli alimenti eliminati, ma da una patologia sottostante.

Utilizzare le Informazioni come Guida, non come Regola Fissa

Le raccomandazioni della dieta dei gruppi sanguigni dovrebbero essere utilizzate come linee guida flessibili e non come regole rigide e immutabili. È importante ascoltare il proprio corpo e adattare la dieta in base alle proprie esigenze e risposte individuali. Questo approccio permette di mantenere un equilibrio tra seguire una dieta salutare e rispettare le proprie preferenze e necessità personali.

Per esempio, Anna, una donna di 35 anni con gruppo sanguigno A, adora i prodotti a base di grano, che la dieta consiglia di limitare. Invece di eliminarli completamente, Anna decide di ridurre gradualmente il consumo di questi alimenti, trovando un equilibrio che le permette di godere di ciò che ama senza compromettere i benefici della dieta. Utilizzando le informazioni in modo responsabile, Anna riesce a seguire la dieta in modo sostenibile e piacevole, adattandola al proprio stile di vita.

Conclusione: Responsabilità e Consapevolezza

L'uso responsabile delle informazioni fornite in questo manuale è essenziale per garantire che la dieta dei gruppi sanguigni sia applicata in modo sicuro ed efficace. Adattare le raccomandazioni alla propria situazione, consultare fonti aggiornate e professionisti della salute, e utilizzare le informazioni come guida piuttosto che come regola rigida, sono passi fondamentali per ottenere i migliori risultati. Ricorda che la tua salute è una responsabilità personale e che l'applicazione consapevole e informata delle linee guida dietetiche è il modo migliore per promuovere il benessere a lungo termine.

II. Introduzione alla Dieta dei Gruppi Sanguigni

1. Le Origini della Dieta dei Gruppi Sanguigni

La dieta dei gruppi sanguigni affonda le sue radici nelle teorie sviluppate dal naturopata statunitense Dr. Peter J. D'Adamo, autore del libro **"Eat Right 4 Your Type"** pubblicato nel 1996. La sua opera, diventata rapidamente un bestseller internazionale, ha introdotto l'idea che il gruppo sanguigno di una persona possa influenzare in modo significativo la sua risposta agli alimenti. Secondo D'Adamo, ogni gruppo sanguigno – A, B, AB, e O – è associato a una serie di caratteristiche genetiche e biochimiche che determinano la compatibilità con determinati alimenti, influenzando così la salute generale, il metabolismo e persino il rischio di malattie.

Il Lavoro Pionieristico del Dr. James D'Adamo

Per comprendere appieno le origini della dieta dei gruppi sanguigni, è importante fare un passo indietro e considerare il lavoro del padre di Peter D'Adamo, il Dr. James D'Adamo. James D'Adamo, anche lui naturopata, fu il primo a ipotizzare un legame tra il gruppo sanguigno e la dieta. Durante i suoi anni di pratica, notò che alcuni pazienti rispondevano meglio di altri a certi tipi di dieta e iniziò a esplorare l'idea che il gruppo sanguigno potesse essere la chiave per comprendere queste differenze.

Il Dr. James D'Adamo osservò che, ad esempio, le persone con gruppo sanguigno O – storicamente considerate i cacciatori – tendevano a prosperare con una dieta ricca di proteine animali, mentre quelle con gruppo sanguigno A, che secondo lui erano più inclini all'agricoltura, sembravano avere più successo con una dieta vegetariana. Queste osservazioni furono la base su cui suo figlio, Peter D'Adamo, sviluppò la teoria più ampia e strutturata che oggi conosciamo come dieta dei gruppi sanguigni.

Il Principio del Mimetismo Biologico

Uno dei concetti chiave introdotti da Peter D'Adamo nel suo lavoro è quello del **"mimetismo biologico"**. Secondo questa teoria, alcuni alimenti contengono proteine chiamate lectine che possono interagire negativamente con gli antigeni presenti sui globuli rossi di determinati gruppi sanguigni. Queste lectine possono causare agglutinazione (una sorta di "colla" cellulare) e altre reazioni immunitarie se consumate da persone con un gruppo sanguigno incompatibile. Per esempio, il glutine del frumento contiene lectine che, secondo D'Adamo, sono particolarmente problematiche per le persone con gruppo sanguigno O, portando a problemi digestivi e altri disturbi.

Un esempio pratico: Anna, una donna con gruppo sanguigno A, soffre da anni di problemi digestivi e gonfiore addominale. Dopo aver letto le teorie di D'Adamo, decide di eliminare il grano dalla sua dieta, sostituendolo con cereali senza glutine come quinoa e riso integrale. Nel giro di poche settimane, Anna nota una significativa riduzione dei suoi sintomi, un miglioramento che attribuisce al fatto di aver eliminato le lectine incompatibili con il suo gruppo sanguigno.

L'Influenza della Storia Evolutiva

Un altro aspetto centrale della teoria di D'Adamo riguarda
l'evoluzione dei gruppi sanguigni. Secondo il naturopata, i
diversi gruppi sanguigni si sono evoluti in risposta ai
cambiamenti nell'ambiente e nelle abitudini alimentari degli
esseri umani. Per esempio, il gruppo sanguigno O è ritenuto il
più antico, apparso quando gli esseri umani erano
principalmente cacciatori e raccoglitori. Questo gruppo,
secondo D'Adamo, si è adattato a una dieta ricca di carne e
proteine animali.

Al contrario, il gruppo sanguigno A sarebbe emerso con
l'avvento dell'agricoltura, quando le popolazioni umane
iniziarono a consumare più cereali, legumi e verdure. Il gruppo
B, invece, si sarebbe sviluppato in aree geografiche dove le
popolazioni vivevano una vita più nomade, con una dieta mista
che includeva carne, latticini e vegetali. Infine, il gruppo AB, il
più recente e raro, combina caratteristiche di entrambi i gruppi
A e B, rendendolo teoricamente più adattabile a una varietà di
alimenti, ma con alcune specificità da considerare.

Critiche e Controversie

Nonostante la popolarità della dieta dei gruppi sanguigni, la
teoria ha suscitato diverse critiche nella comunità scientifica.
Molti ricercatori sostengono che non esistano prove sufficienti
per supportare l'idea che il gruppo sanguigno influenzi in modo
significativo la risposta del corpo agli alimenti. Studi clinici su
larga scala non hanno confermato in modo definitivo i benefici
specifici della dieta dei gruppi sanguigni rispetto ad altre diete
equilibrate e personalizzate.

Tuttavia, la dieta ha continuato a essere seguita da molte persone, con testimonianze aneddotiche di miglioramenti della salute e del benessere generale. Questo suggerisce che, nonostante la mancanza di consenso scientifico, la dieta dei gruppi sanguigni possa comunque offrire benefici per alcune persone, forse più per la maggiore attenzione alla qualità e alla scelta degli alimenti che per il gruppo sanguigno in sé.

Applicazioni Pratiche per i Principianti

Per chi è interessato a seguire la dieta dei gruppi sanguigni, è essenziale farlo con un approccio informato e consapevole. Iniziare con una fase di prova, per esempio, può essere una buona idea. Supponiamo che Mario, un uomo di 40 anni con gruppo sanguigno B, decida di adottare la dieta. Invece di cambiare drasticamente le sue abitudini alimentari, Mario potrebbe iniziare eliminando o riducendo gli alimenti che, secondo la teoria, non sono adatti al suo gruppo, come il grano e il pollo, e sostituendoli gradualmente con alimenti più compatibili come agnello, pesce e verdure a foglia verde. Dopo alcune settimane, potrebbe valutare il proprio benessere e decidere se continuare o fare ulteriori aggiustamenti.

Conclusione: Un Approccio Evolutivo alla Nutrizione

Le origini della dieta dei gruppi sanguigni sono strettamente legate alla storia evolutiva dell'umanità e al lavoro pionieristico del Dr. James D'Adamo e di suo figlio Peter. Sebbene controversa, questa dieta offre un approccio unico alla nutrizione, basato sull'idea che il nostro gruppo sanguigno possa influenzare la compatibilità con certi alimenti. Adottare questa dieta richiede consapevolezza, adattamento individuale e una considerazione attenta dei propri bisogni specifici, sempre con il supporto di un professionista della salute.

2. I Principi Fondamentali della Dieta dei Gruppi Sanguigni

La dieta dei gruppi sanguigni si basa su una serie di principi chiave che riflettono l'idea che il gruppo sanguigno non sia solo un semplice indicatore biologico, ma anche un elemento che influisce profondamente sul metabolismo, sul sistema immunitario e, di conseguenza, sulla salute generale. Questi principi, sviluppati e promossi dal Dr. Peter J. D'Adamo, costituiscono la base su cui si costruisce l'intero approccio nutrizionale della dieta dei gruppi sanguigni. Vediamo ora i principali concetti che guidano questa dieta.

1. L'Influenza del Gruppo Sanguigno sul Metabolismo

Uno dei pilastri fondamentali della dieta dei gruppi sanguigni è l'idea che il gruppo sanguigno influenzi il modo in cui il corpo metabolizza i diversi tipi di nutrienti. Secondo D'Adamo, ogni gruppo sanguigno ha un profilo enzimatico e una capacità digestiva specifici, che determinano l'efficacia con cui il corpo può scomporre e utilizzare vari alimenti. Ad esempio, le persone con gruppo sanguigno O, ritenuto il più antico, sarebbero meglio equipaggiate per digerire proteine animali, grazie alla maggiore acidità gastrica e alla presenza di specifici enzimi proteolitici. Al contrario, gli individui con gruppo sanguigno A avrebbero un sistema digestivo più adatto alla scomposizione dei carboidrati complessi, poiché sono storicamente collegati a popolazioni agricole.

Per i principianti che desiderano adottare questo approccio, un esempio pratico potrebbe essere iniziare a valutare come si sentono dopo aver consumato pasti ricchi di carne se hanno gruppo sanguigno O, rispetto a pasti a base di cereali e legumi se hanno gruppo sanguigno A. Un diario alimentare può essere un utile strumento per monitorare l'energia, la digestione e il benessere generale, permettendo di fare aggiustamenti graduali alla dieta in base ai riscontri personali.

2. Lectine e Reazioni Immunitarie

Un altro principio chiave della dieta dei gruppi sanguigni riguarda il ruolo delle lectine, proteine presenti in molti alimenti, che possono influenzare la salute in base alla loro interazione con il gruppo sanguigno. Le lectine sono note per la loro capacità di legarsi agli zuccheri sulla superficie delle cellule, inclusi i globuli rossi. D'Adamo sostiene che alcune lectine possono causare agglutinazione, ovvero l'aggregazione dei globuli rossi, se incompatibili con il gruppo sanguigno di una persona. Questo fenomeno, sebbene non sempre clinicamente evidente, potrebbe portare a disturbi digestivi, problemi di assorbimento dei nutrienti e altre complicazioni a lungo termine.

Per esempio, chi ha il gruppo sanguigno B potrebbe evitare cibi come il pollo, che contiene lectine potenzialmente dannose per questo gruppo, e sostituirlo con fonti proteiche più adatte come l'agnello o il pesce. Una tecnica pratica per iniziare è quella di fare una lista degli alimenti suggeriti e non suggeriti per il proprio gruppo sanguigno e sperimentare gradualmente l'eliminazione o l'introduzione di questi alimenti nella dieta quotidiana, osservando eventuali cambiamenti nel benessere fisico.

3. Adattamento Evolutivo e Stile di Vita

Il concetto di adattamento evolutivo è un elemento fondamentale nella dieta dei gruppi sanguigni. D'Adamo sostiene che i nostri antenati, a seconda del loro gruppo sanguigno, si adattarono a specifici regimi alimentari basati sulla disponibilità di cibo e sullo stile di vita. Per esempio, il gruppo sanguigno O è associato ai cacciatori-raccoglitori, il cui stile di vita richiedeva un alto apporto proteico e una grande capacità di utilizzare la carne come principale fonte di energia. Al contrario, il gruppo sanguigno A, emerso con lo sviluppo dell'agricoltura, si adattò a una dieta ricca di vegetali e cereali.

Per chi si avvicina per la prima volta a questa dieta, un modo semplice per iniziare potrebbe essere adottare uno stile di vita che rispecchi queste origini evolutive. Chi ha gruppo sanguigno O potrebbe beneficiare di una routine che includa attività fisiche intense, come corsa o sollevamento pesi, abbinate a una dieta ricca di proteine animali e verdure non amidacee. D'altro canto, una persona con gruppo sanguigno A potrebbe orientarsi verso un'attività fisica più rilassante come lo yoga o la camminata, accompagnata da una dieta prevalentemente vegetariana.

4. Personalizzazione della Dieta

Un principio fondamentale della dieta dei gruppi sanguigni è la personalizzazione. D'Adamo enfatizza che non esiste una "dieta universale" che funzioni per tutti. Ogni gruppo sanguigno ha una lista di alimenti benefici, neutri e da evitare, il che significa che la dieta deve essere adattata non solo al gruppo sanguigno, ma anche alle esigenze specifiche dell'individuo, al suo stato di salute e al suo stile di vita. Questo approccio personalizzato mira a ottimizzare la salute e il benessere di ciascuno, riducendo al minimo l'infiammazione, migliorando la digestione e promuovendo l'energia.

Per un neofita, un buon punto di partenza è identificare il proprio gruppo sanguigno (se non già noto) e consultare le linee guida specifiche per quel gruppo. Da qui, è possibile pianificare i pasti settimanali incorporando i cibi benefici e neutralizzando gradualmente quelli da evitare. Ad esempio, una persona con gruppo sanguigno AB potrebbe iniziare a sperimentare con l'introduzione di tofu e pesce, mentre elimina gradualmente il pollo e il mais.

5. L'Importanza dell'Equilibrio e della Moderazione

Un principio che attraversa tutte le raccomandazioni della dieta dei gruppi sanguigni è l'importanza dell'equilibrio e della moderazione. Anche all'interno delle categorie di alimenti benefici, D'Adamo sottolinea che l'eccesso può essere controproducente. Per esempio, sebbene la carne rossa sia raccomandata per le persone con gruppo sanguigno O, un consumo eccessivo potrebbe comunque portare a problemi di salute come l'aumento del rischio di malattie cardiovascolari. L'approccio equilibrato suggerisce di combinare questi alimenti con abbondanti porzioni di verdure e una moderata assunzione di grassi sani.

Un esempio pratico potrebbe essere per Maria, che ha gruppo sanguigno O e ama la carne rossa. Invece di consumarla ad ogni pasto, potrebbe limitarsi a 2-3 volte a settimana, integrando le altre giornate con pesce, verdure e frutta. Questo approccio non solo aiuta a prevenire potenziali rischi associati a un'eccessiva assunzione di carne, ma favorisce anche un apporto bilanciato di nutrienti.

Conclusione: Un Sistema di Nutrizione su Misura

I principi fondamentali della dieta dei gruppi sanguigni forniscono una guida dettagliata per personalizzare l'alimentazione in base alle caratteristiche uniche di ciascun gruppo sanguigno. Attraverso l'attenzione al metabolismo, alle lectine, all'adattamento evolutivo e alla personalizzazione, la dieta dei gruppi sanguigni mira a migliorare la salute e il benessere in modo mirato e scientifico. Per chi inizia, è fondamentale approcciare questa dieta con una mentalità aperta e un focus sull'equilibrio, adattando gradualmente le abitudini alimentari alle raccomandazioni specifiche del proprio gruppo sanguigno.

3. Il Ruolo del Gruppo Sanguigno nella Nutrizione

La relazione tra il gruppo sanguigno e la nutrizione rappresenta il cuore della dieta dei gruppi sanguigni. Secondo la teoria proposta dal Dr. Peter J. D'Adamo, il gruppo sanguigno di un individuo non solo influisce su come il corpo metabolizza diversi nutrienti, ma anche su come il sistema immunitario risponde a determinati alimenti. Questo approccio nutrizionale si basa su un'idea fondamentale: ogni gruppo sanguigno ha un profilo biochimico unico che può influenzare la compatibilità con gli alimenti e, di conseguenza, il benessere generale. Esploriamo in dettaglio come il gruppo sanguigno possa giocare un ruolo cruciale nella nutrizione.

1. Metabolismo e Digestione Personalizzati

Ogni gruppo sanguigno ha caratteristiche metaboliche e digestive uniche che influiscono su come gli alimenti vengono elaborati dall'organismo. Per esempio, il gruppo sanguigno O, il più antico dal punto di vista evolutivo, è associato a una maggiore acidità gastrica, che può migliorare la digestione delle proteine animali. Questo gruppo sanguigno è teoricamente più adatto a una dieta ricca di carne, pesce e verdure, ma potrebbe avere difficoltà con cereali e latticini.

In pratica, se Marco ha gruppo sanguigno O e soffre di gonfiore e mal di stomaco dopo aver consumato cereali integrali e latticini, potrebbe provare a ridurre o eliminare questi alimenti dalla sua dieta per alcune settimane e sostituirli con fonti proteiche come carne magra e pesce, insieme a verdure non amidacee. Monitorare i cambiamenti nella digestione e nel benessere generale può fornire indicazioni utili per un adattamento dietetico.

2. Reazioni alle Lectine e Implicazioni Immunologiche

Le lectine sono proteine che si trovano in molti alimenti e che possono influenzare negativamente il corpo se non sono compatibili con il gruppo sanguigno di una persona. D'Adamo suggerisce che le lectine possono causare reazioni avverse, come l'agglutinazione dei globuli rossi, se non corrispondono al gruppo sanguigno. Ad esempio, per le persone con gruppo sanguigno B, il pollo è un alimento problematico perché contiene lectine che possono interferire con il metabolismo e il sistema immunitario.

Per implementare questa teoria in modo pratico, Elena, con gruppo sanguigno B, potrebbe iniziare a monitorare come si sente dopo aver consumato pollo o altri alimenti ricchi di lectine problematiche. Potrebbe scegliere alternative, come il pesce o le carni di manzo e agnello, che sono meno problematiche per il suo gruppo sanguigno. Tenere un diario alimentare per registrare le reazioni fisiche e i cambiamenti nel benessere generale può aiutare a fare aggiustamenti più informati.

3. Adattamento alle Abitudini Alimentari Storiche

La dieta dei gruppi sanguigni si basa anche sull'idea che ogni gruppo sanguigno sia stato influenzato dalle abitudini alimentari e dallo stile di vita dei nostri antenati. Ad esempio, il gruppo sanguigno A è stato associato all'agricoltura e a una dieta basata su cereali e legumi, mentre il gruppo sanguigno B è stato collegato a uno stile di vita nomade che includeva una dieta più varia. Queste differenze storiche possono suggerire che i gruppi sanguigni reagiscano meglio a determinati tipi di alimenti.

Per applicare questo principio, Maria, con gruppo sanguigno A, potrebbe iniziare a concentrarsi su una dieta prevalentemente vegetale, ricca di cereali integrali, legumi e verdure. Ridurre il consumo di carne e aumentare l'assunzione di fonti vegetali di proteine, come tofu e lenticchie, potrebbe aiutare a migliorare la digestione e il benessere generale. Un approccio graduale e monitorato consente di osservare come il corpo risponde a questi cambiamenti.

4. Personalizzazione della Dieta: Esempi Pratici

La personalizzazione è un aspetto cruciale della dieta dei gruppi sanguigni. Ogni individuo reagisce in modo diverso agli alimenti, e anche all'interno dello stesso gruppo sanguigno, ci possono essere variazioni personali. Per i principianti, iniziare con una dieta basata sulle linee guida generali del gruppo sanguigno e poi apportare modifiche in base alla risposta individuale è una strategia efficace.

Ad esempio, Luca, con gruppo sanguigno AB, potrebbe iniziare ad adottare una dieta che combina elementi dei gruppi sanguigni A e B, includendo sia proteine animali che vegetali. Potrebbe provare a introdurre pasti che combinano pesce con verdure, oppure carne magra con cereali integrali, osservando quale combinazione sembra migliorare il suo benessere. Dopo un periodo di prova, Luca potrebbe regolare la sua dieta in base alle reazioni del corpo e al livello di energia.

5. Monitoraggio e Regolazione della Dieta

Monitorare e regolare la dieta è essenziale per ottenere i benefici desiderati. Utilizzare un diario alimentare per registrare i pasti e le risposte fisiche può fornire informazioni preziose su come il gruppo sanguigno influenzi la digestione e il benessere. Annotare le sensazioni di energia, la digestione e qualsiasi sintomo può aiutare a fare aggiustamenti mirati.

Per esempio, Giovanni, con gruppo sanguigno O, potrebbe notare che, dopo aver eliminato i cereali dalla dieta, ha una digestione più leggera e livelli di energia più stabili. Queste osservazioni possono guidare ulteriori modifiche alla dieta, aiutando a ottimizzare la nutrizione in base alle reazioni individuali e ai bisogni specifici.

Conclusione: Una Nutrizione Personalizzata per il Benessere

Il ruolo del gruppo sanguigno nella nutrizione è un aspetto centrale della dieta dei gruppi sanguigni, influenzando il metabolismo, la digestione e la risposta immunitaria agli alimenti. Adottare un approccio personalizzato e monitorato, in base alle caratteristiche del proprio gruppo sanguigno, può aiutare a migliorare la salute e il benessere generale. Attraverso la sperimentazione e la regolazione graduale, è possibile ottimizzare la dieta per adattarla alle esigenze specifiche del proprio corpo e ottenere i massimi benefici dalla nutrizione.

4. Come il Gruppo Sanguigno Influenza la Digestione

Il ruolo del gruppo sanguigno nella digestione è un aspetto cruciale della dieta dei gruppi sanguigni, secondo il Dr. Peter J. D'Adamo. Secondo questa teoria, il gruppo sanguigno di un individuo non solo determina la compatibilità con diversi alimenti, ma può anche influenzare l'efficacia con cui il corpo digerisce e assorbe i nutrienti. Questa influenza è radicata nelle caratteristiche biologiche uniche di ciascun gruppo sanguigno e nelle loro interazioni con i diversi componenti alimentari. Esploriamo come ciascun gruppo sanguigno può influenzare la digestione e forniamo suggerimenti pratici per applicare questi principi nella vita quotidiana.

1. Gruppo Sanguigno O: Digestione e Metabolismo delle Proteine

Il gruppo sanguigno O è spesso definito il "cacciatore" e si ritiene che i suoi portatori abbiano un sistema digestivo evoluto per processare alte quantità di proteine animali. Questo gruppo sanguigno è associato a una maggiore produzione di acido gastrico e a un'alta attività di enzimi proteolitici, che facilitano la digestione delle proteine.

Per chi ha il gruppo sanguigno O, è consigliabile seguire una dieta ricca di proteine animali come carne magra, pesce e pollame. Un esempio pratico di dieta potrebbe includere una colazione con uova e spinaci, un pranzo con una bistecca di manzo accompagnata da verdure al vapore e una cena con salmone grigliato e insalata. Tuttavia, è importante bilanciare l'assunzione di proteine con una quantità adeguata di verdure e una moderata quantità di frutta per evitare carenze nutrizionali e supportare la digestione complessiva.

2. Gruppo Sanguigno A: Digestione e Metabolismo dei Carboidrati

Il gruppo sanguigno A è associato ai primi agricoltori e, secondo la teoria della dieta dei gruppi sanguigni, ha un sistema digestivo più efficiente per metabolizzare carboidrati complessi e alimenti vegetali. Le persone con gruppo sanguigno A tendono ad avere livelli più bassi di acido gastrico, il che può rendere più difficile la digestione delle proteine animali.

Per chi ha gruppo sanguigno A, una dieta basata su cereali integrali, legumi e verdure è particolarmente vantaggiosa. Un piano alimentare per questo gruppo potrebbe includere colazioni a base di avena e frutta, pranzi con insalata di quinoa e ceci, e cene con tofu stir-fry e verdure. Incorporare alimenti ricchi di fibre, come frutta e verdura, può aiutare a mantenere una buona digestione e prevenire problemi come la stitichezza.

3. Gruppo Sanguigno B: Digestione e Metabolismo delle Proteine e dei Latticini

Il gruppo sanguigno B è spesso descritto come il "nomade" e si ritiene che abbia una digestione versatile che può gestire una varietà di alimenti, inclusi latticini e proteine animali. Le persone con gruppo sanguigno B hanno una digestione che può adattarsi a un mix di alimenti, ma possono essere sensibili a certe lectine presenti in alcuni cibi.

Un piano alimentare ideale per il gruppo sanguigno B potrebbe includere colazioni con yogurt e frutta, pranzi con pollo alla griglia e verdure, e cene con pesce e patate. Tuttavia, è utile evitare cereali come il mais e il grano, che possono contenere lectine che interferiscono con la digestione. Osservare la risposta del corpo a diversi alimenti e fare aggiustamenti può aiutare a ottimizzare la digestione e il benessere generale.

4. Gruppo Sanguigno AB: Digestione e Flessibilità Alimentare

Il gruppo sanguigno AB è considerato il più recente dal punto di vista evolutivo e combina alcune delle caratteristiche dei gruppi sanguigni A e B. Questo gruppo ha una digestione relativamente flessibile, capace di gestire sia proteine animali che vegetali, ma può essere sensibile a certi cibi contenenti lectine e ad altri elementi.

Per chi ha gruppo sanguigno AB, una dieta equilibrata potrebbe includere una combinazione di proteine animali come pesce e carne magra, insieme a legumi e verdure. Un esempio pratico potrebbe essere una colazione con frullato di frutta e proteine in polvere, un pranzo con pollo e verdure, e una cena con riso integrale e pesce. È importante monitorare come il corpo reagisce a diversi alimenti e regolare la dieta di conseguenza per mantenere una digestione ottimale.

5. Monitoraggio della Digestione e Adattamenti

Indipendentemente dal gruppo sanguigno, è essenziale monitorare la digestione e fare aggiustamenti dietetici in base alle risposte individuali. Utilizzare un diario alimentare per registrare i pasti e osservare eventuali sintomi come gonfiore, gas o disagi può fornire indicazioni preziose per ottimizzare la dieta.

Per esempio, se una persona con gruppo sanguigno O nota gonfiore dopo aver consumato legumi, potrebbe ridurre il loro consumo e concentrarsi su fonti proteiche alternative. Allo stesso modo, una persona con gruppo sanguigno A potrebbe notare miglioramenti nella digestione riducendo l'assunzione di carne e aumentando le fibre alimentari. Fare piccoli aggiustamenti e osservare gli effetti può aiutare a trovare l'equilibrio ideale per la propria digestione.

Conclusione: Personalizzare per la Salute Digestiva

Comprendere come il gruppo sanguigno influisce sulla digestione può fornire una guida preziosa per creare una dieta su misura per il proprio corpo. Adottare un approccio personalizzato, basato sulle caratteristiche digestive specifiche di ciascun gruppo sanguigno, può migliorare la digestione e il benessere generale. Monitorare le risposte individuali e fare aggiustamenti graduali possono aiutare a ottimizzare la salute digestiva e raggiungere un equilibrio nutrizionale ottimale.

5. Alimenti Benefici per Ogni Gruppo Sanguigno

La dieta dei gruppi sanguigni si basa sull'idea che diversi gruppi sanguigni abbiano specifici alimenti che possono ottimizzare il benessere e migliorare la salute. Secondo questa teoria, ogni gruppo sanguigno risponde in modo unico ai vari cibi, e consumare gli alimenti più adatti può migliorare la digestione, il metabolismo e il sistema immunitario. Analizziamo gli alimenti benefici per ciascun gruppo sanguigno e come integrarli efficacemente nella dieta quotidiana.

1. Gruppo Sanguigno O: Alimenti Ricchi di Proteine e Vegetali

Il gruppo sanguigno O è caratterizzato da una maggiore capacità di digerire e metabolizzare le proteine animali. Gli alimenti consigliati per questo gruppo includono carne magra, pesce, uova e verdure non amidacee. È particolarmente utile limitare l'assunzione di cereali e legumi, che possono interferire con la digestione e causare gonfiore.

- **Esempio di Colazione:** Uova strapazzate con spinaci e pomodori. Questo pasto fornisce proteine di alta qualità e verdure ricche di nutrienti.

- **Esempio di Pranzo:** Bistecca di manzo magra con una insalata di cavolo riccio e peperoni. La carne magra offre proteine, mentre le verdure forniscono fibre e vitamine.

- **Esempio di Cena:** Salmone grigliato con broccoli al vapore. Il pesce è una buona fonte di proteine e omega-3, e i broccoli forniscono antiossidanti e fibre.

2. Gruppo Sanguigno A: Alimenti Vegetali e Cereali Integrali

Il gruppo sanguigno A è associato a una dieta basata principalmente su alimenti vegetali e cereali integrali. Questo gruppo sanguigno tende ad avere una digestione migliore con cibi a base vegetale e può trovare beneficio nell'eliminare la carne rossa e i latticini dalla propria dieta.

- **Esempio di Colazione:** Farina d'avena con frutti di bosco e mandorle. La farina d'avena è un'ottima fonte di carboidrati complessi, e i frutti di bosco offrono antiossidanti.

- **Esempio di Pranzo:** Insalata di quinoa con ceci, avocado e pomodori. La quinoa e i ceci forniscono proteine vegetali e fibre, mentre l'avocado aggiunge grassi sani.

- **Esempio di Cena:** Tofu saltato con verdure miste e riso integrale. Il tofu è una proteina vegetale che si sposa bene con le verdure e il riso integrale.

3. Gruppo Sanguigno B: Alimenti Variabili e Latticini

Il gruppo sanguigno B ha una digestione versatile e può gestire una dieta più varia che include carne, pesce e latticini. Tuttavia, è consigliabile evitare il grano e il mais, poiché possono contenere lectine che interferiscono con la digestione.

- **Esempio di Colazione:** Yogurt naturale con miele e noci. I latticini sono generalmente ben tollerati, e le noci forniscono grassi salutari.

- **Esempio di Pranzo:** Pollo grigliato con patate dolci e insalata di cetrioli. Il pollo e le patate dolci offrono una buona combinazione di proteine e carboidrati.

- **Esempio di Cena:** Pesce alla griglia con asparagi e quinoa. Il pesce è una fonte di proteine e omega-3, e la quinoa fornisce carboidrati complessi e proteine.

4. Gruppo Sanguigno AB: Alimenti Combinati e Bilanciati

Il gruppo sanguigno AB combina caratteristiche dei gruppi sanguigni A e B, e può beneficiare di una dieta equilibrata che include sia proteine animali che vegetali. È utile includere una varietà di cibi e fare attenzione alle reazioni individuali a determinati alimenti.

- **Esempio di Colazione:** Frullato di banana con spinaci, proteine in polvere e semi di lino. Questo frullato offre una combinazione di carboidrati, proteine e grassi sani.

- **Esempio di Pranzo:** Tacchino con insalata di rucola e avocado. Il tacchino fornisce proteine magre, mentre l'insalata e l'avocado offrono nutrienti e grassi salutari.

- **Esempio di Cena:** Riso integrale con pesce e verdure al vapore. Il riso integrale e le verdure forniscono fibre e vitamine, mentre il pesce offre proteine e omega-3.

5. Considerazioni Pratiche per l'Integrazione degli Alimenti

Quando si integra un alimento specifico nella dieta, è importante osservare come il corpo risponde. Utilizzare un diario alimentare per monitorare i sintomi e il benessere può aiutare a ottimizzare la dieta. Ad esempio, se si notano benefici significativi dopo aver adottato una dieta basata sui principi del gruppo sanguigno, si può continuare a seguire tali linee guida e fare aggiustamenti secondo necessità.

Conclusione: Personalizzare la Dieta in Base al Gruppo Sanguigno

Adottare una dieta che tenga conto del gruppo sanguigno può aiutare a migliorare la digestione e il benessere generale. Integrando alimenti specifici per ogni gruppo sanguigno e monitorando le risposte individuali, è possibile ottimizzare la nutrizione e sostenere la salute a lungo termine. Testare e regolare la dieta in base alle reazioni personali è fondamentale per ottenere i migliori risultati.

6. Cibi da Evitare in Base al Gruppo Sanguigno

Nel contesto della dieta dei gruppi sanguigni, evitare determinati alimenti è considerato fondamentale per ottimizzare la salute e migliorare la digestione. Ogni gruppo sanguigno ha specifici cibi che possono interferire con il metabolismo, la digestione e il benessere generale. Questo capitolo esplorerà i cibi da evitare per ciascun gruppo sanguigno, fornendo esempi pratici e consigli su come sostituirli con alternative più adatte.

1. Gruppo Sanguigno O: Cibi da Evitare e Alternative

Per il gruppo sanguigno O, la dieta ideale è ricca di proteine animali e povera di cereali e legumi. Alcuni cibi da evitare includono:

- **Cereali e Grani:** Il grano e i cereali come l'orzo e il farro possono interferire con la digestione e causare gonfiore. Questi alimenti contengono lectine che possono influenzare negativamente il sistema digestivo.

- **Legumi:** Fagioli, lenticchie e piselli possono essere difficili da digerire per il gruppo sanguigno O e possono causare problemi come gas e gonfiore.

- **Latticini:** Il latte e i formaggi possono non essere ben tollerati e possono contribuire a problemi digestivi.

Esempio di Alternativa: Se si devono evitare i cereali, si può optare per riso integrale o patate dolci come fonti di carboidrati. Al posto dei legumi, si possono scegliere verdure non amidacee e proteine animali come carne di manzo o pesce. Per i latticini, si possono considerare alternative come latte di mandorla o di cocco.

2. Gruppo Sanguigno A: Cibi da Evitare e Alternative

Il gruppo sanguigno A è più compatibile con una dieta vegetale e cereali integrali. Gli alimenti da evitare includono:

- **Carni Rosse:** Manzo e maiale possono essere difficili da digerire e causare infiammazione.

- **Latticini:** Come nel caso del gruppo sanguigno O, i latticini possono essere problematici e contribuire a disturbi digestivi.

- **Grani con Glutine:** Grano, segale e orzo possono causare problemi digestivi e gonfiore.

Esempio di Alternativa: Al posto delle carni rosse, si possono scegliere fonti di proteine vegetali come tofu o tempeh. Gli yogurt vegetali e i formaggi a base di noci possono sostituire i latticini. Per i cereali, si possono utilizzare avena, quinoa e riso integrale.

3. Gruppo Sanguigno B: Cibi da Evitare e Alternative

Il gruppo sanguigno B ha una digestione versatile, ma ci sono alcuni alimenti che possono interferire con la salute:

- **Grano e Mais:** Questi cereali possono contenere lectine che possono causare problemi digestivi e rallentare il metabolismo.

- **Pollo:** Il pollo contiene lectine che possono essere problematiche per il gruppo sanguigno B e interferire con la digestione.

- **Tomati e Peperoni:** Questi ortaggi contengono solanina, che può causare problemi digestivi in alcune persone del gruppo B.

Esempio di Alternativa: Sostituire il pollo con carne di manzo o agnello e utilizzare riso o patate al posto dei cereali contenenti glutine. Le verdure come zucchine e cavolfiori possono essere alternative ai pomodori e ai peperoni. Utilizzare cereali come la quinoa e l'avena può essere una scelta più adatta.

4. Gruppo Sanguigno AB: Cibi da Evitare e Alternative

Il gruppo sanguigno AB è il più recente dal punto di vista evolutivo e combina caratteristiche dei gruppi A e B. Alcuni alimenti da evitare includono:

- **Carne di Maiale:** Come per il gruppo sanguigno A, la carne di maiale può essere difficile da digerire e causare problemi.

- **Cereali e Legumi:** Anche se meno problematici rispetto al gruppo sanguigno O, alcuni cereali e legumi possono comunque causare disturbi digestivi.

- **Caffè e Alcol:** Questi possono interferire con il metabolismo e il sistema digestivo.

Esempio di Alternativa: Sostituire la carne di maiale con pollo o pesce e i legumi con quinoa o riso integrale. Utilizzare tè verde o infusi di erbe al posto del caffè e moderare il consumo di alcol o optare per alternative a base di erbe e spezie.

5. Monitoraggio e Adattamenti

È fondamentale monitorare come il corpo reagisce agli alimenti e fare aggiustamenti basati su risposte individuali. Utilizzare un diario alimentare per tenere traccia dei sintomi e dei cambiamenti nel benessere può aiutare a ottimizzare la dieta. Ad esempio, se una persona nota miglioramenti dopo aver eliminato determinati alimenti, può continuare a seguire queste linee guida e fare ulteriori regolazioni.

Conclusione: Personalizzare la Dieta per Ogni Gruppo Sanguigno

Evitare i cibi non compatibili con il proprio gruppo sanguigno può migliorare la digestione e il benessere generale. Adottare un approccio personalizzato, basato sulle specifiche esigenze del proprio gruppo sanguigno, aiuta a ottimizzare la salute e a raggiungere un equilibrio nutrizionale. Monitorare e regolare la dieta in base alle reazioni individuali è essenziale per ottenere i migliori risultati.

7. L'Impatto della Dieta sui Livelli Energetici

L'effetto della dieta sui livelli energetici è un aspetto cruciale che spesso viene trascurato quando si adotta un piano alimentare. Secondo la teoria della dieta dei gruppi sanguigni, gli alimenti che consumiamo possono influenzare significativamente i nostri livelli di energia, e ciascun gruppo sanguigno può rispondere in modo diverso agli stessi cibi. Questo paragrafo esplorerà come le scelte alimentari, basate sul proprio gruppo sanguigno, possono ottimizzare l'energia quotidiana e fornire suggerimenti pratici su come migliorare il livello di energia attraverso l'alimentazione.

1. Gruppo Sanguigno O: Energia da Proteine e Carboidrati Complessi

Il gruppo sanguigno O è noto per trarre beneficio da una dieta ricca di proteine e carboidrati complessi. Le proteine animali, come carne magra e pesce, forniscono aminoacidi essenziali che aiutano nella produzione di energia e nella costruzione muscolare. I carboidrati complessi, come quelli presenti in patate dolci e riso integrale, forniscono energia a lungo termine e stabilizzano i livelli di zucchero nel sangue.

- **Esempio di Colazione:** Una colazione a base di uova e spinaci può fornire una dose di proteine e ferro, utili per combattere la stanchezza e aumentare i livelli di energia.

- **Esempio di Pranzo:** Un pranzo con una bistecca di manzo e una porzione di quinoa offre proteine e carboidrati complessi, che aiutano a mantenere stabili i livelli di energia per tutta la giornata.

- **Esempio di Cena:** Salmone grigliato con broccoli e patate dolci fornisce un ottimo mix di proteine e carboidrati complessi, essenziali per una serata di riposo e recupero.

2. Gruppo Sanguigno A: Energia da Carboidrati e Proteine Vegetali

Il gruppo sanguigno A può ottenere energia ottimale da una dieta basata su carboidrati complessi e proteine vegetali. Alimenti come cereali integrali, legumi e verdure sono fonti eccellenti di energia sostenibile. Le proteine vegetali, come il tofu e i legumi, possono essere particolarmente benefiche per mantenere l'energia senza appesantire la digestione.

- **Esempio di Colazione:** Un porridge di avena con frutta fresca e noci fornisce carboidrati complessi e grassi sani, che offrono energia duratura e migliorano la concentrazione.

- **Esempio di Pranzo:** Un'insalata di quinoa con ceci e avocado è ricca di proteine vegetali e grassi sani, che contribuiscono a mantenere i livelli di energia stabili.

- **Esempio di Cena:** Tofu saltato con verdure miste e riso integrale è un pasto equilibrato che fornisce una combinazione di proteine e carboidrati per un'energia continua.

3. Gruppo Sanguigno B: Energia da Una Dieta Variata e Latticini

Il gruppo sanguigno B ha una digestione versatile e può beneficiare di una dieta che include una varietà di alimenti, comprese le proteine animali e i latticini. Il consumo di carne magra, pesce, latticini e verdure può contribuire a mantenere alti i livelli di energia.

- **Esempio di Colazione:** Yogurt naturale con miele e noci fornisce una buona dose di proteine e carboidrati, che aiutano a mantenere l'energia durante la mattina.

- **Esempio di Pranzo:** Pollo grigliato con patate dolci e verdure offre un equilibrio tra proteine e carboidrati, utile per sostenere l'energia nel corso della giornata.

- **Esempio di Cena:** Pesce con riso e verdure al vapore fornisce una combinazione di nutrienti che supportano un buon livello di energia e una digestione efficiente.

4. Gruppo Sanguigno AB: Energia da Proteine e Carboidrati Bilanciati

Il gruppo sanguigno AB può beneficiare di una dieta equilibrata che include sia proteine animali che vegetali, insieme a carboidrati complessi. Questo gruppo sanguigno ha la capacità di gestire una varietà di alimenti, quindi è importante trovare un equilibrio che supporti l'energia senza causare problemi digestivi.

- **Esempio di Colazione:** Un frullato con banana, spinaci e proteine in polvere offre una combinazione di carboidrati e proteine, che fornisce un'energia immediata e sostenuta.

- **Esempio di Pranzo:** Tacchino con insalata di rucola e avocado fornisce proteine magre e grassi salutari, mantenendo i livelli di energia stabili.

- **Esempio di Cena:** Riso integrale con pesce e verdure è una scelta equilibrata che fornisce nutrienti essenziali per mantenere un buon livello di energia.

5. Strategie per Massimizzare l'Energia

Indipendentemente dal gruppo sanguigno, ci sono alcune strategie generali che possono aiutare a ottimizzare i livelli di energia:

- **Pasti Bilanciati:** Assicurati che ogni pasto contenga una combinazione di proteine, carboidrati complessi e grassi sani per mantenere stabili i livelli di zucchero nel sangue.

- **Idratazione:** Bere acqua a sufficienza è essenziale per mantenere alti i livelli di energia. L'idratazione adeguata aiuta a prevenire la stanchezza e migliora la funzione corporea.

- **Spuntini Sani:** Opta per spuntini salutari, come frutta, noci o yogurt, per mantenere i livelli di energia durante il giorno.

Conclusione: Personalizzare la Dieta per Ottimizzare l'Energia

Adattare la dieta alle esigenze del proprio gruppo sanguigno può contribuire a migliorare i livelli di energia e il benessere generale. Scegliere alimenti che supportano la digestione e forniscono energia sostenuta aiuta a ottimizzare le performance quotidiane e il benessere a lungo termine. Monitorare le risposte del corpo e fare aggiustamenti personalizzati è fondamentale per raggiungere il miglior equilibrio energetico.

8. Personalizzazione della Dieta in Base al Gruppo Sanguigno

Personalizzare la dieta in base al gruppo sanguigno è una pratica che può ottimizzare la salute e il benessere individuale. Ogni gruppo sanguigno ha caratteristiche uniche che influenzano la digestione e il metabolismo, e adattare l'alimentazione a queste specificità può migliorare significativamente il livello di energia, il controllo del peso e la salute generale. Questo paragrafo esplorerà come personalizzare la dieta in modo efficace per ogni gruppo sanguigno, offrendo suggerimenti pratici e tecniche per i principianti.

1. Gruppo Sanguigno O: Dieta Adatta a un Metabolismo Veloce

Il gruppo sanguigno O, spesso descritto come il "cacciatore", ha un metabolismo che benefica di una dieta ricca di proteine animali e povera di cereali e legumi. Personalizzare la dieta per questo gruppo sanguigno implica enfatizzare le proteine magre, i grassi sani e i carboidrati complessi.

- **Esempio di Pianificazione Settimanale:** Include carne magra come manzo, agnello e pesce come proteine principali nei pasti principali. Accompagna con verdure non amidacee come spinaci e broccoli. Riduci i cereali e i legumi, ma non eliminare completamente il riso integrale o le patate dolci come alternative sane.

- **Tecnica Pratica:** Utilizza una griglia alimentare settimanale per pianificare i pasti. Crea una lista della spesa basata su queste scelte e preparare in anticipo porzioni di proteine e verdure può facilitare l'adesione alla dieta.

2. Gruppo Sanguigno A: Dieta Vegetariana e Carboidrati Complessi

Per il gruppo sanguigno A, la dieta basata su alimenti vegetali e cereali integrali è ideale. Personalizzare la dieta implica concentrarsi su proteine vegetali e ridurre l'assunzione di carne rossa e latticini.

- **Esempio di Pianificazione Settimanale:** Includi legumi, tofu e tempeh come principali fonti di proteine, accompagnati da cereali integrali come avena e quinoa. Sostituisci i latticini con alternative vegetali come il latte di mandorla e lo yogurt di cocco.

- **Tecnica Pratica:** Preparare piatti unici come zuppe di legumi e insalate di cereali integrali. Utilizzare spezie ed erbe per migliorare il gusto dei piatti vegetali e ridurre il rischio di noia alimentare.

3. Gruppo Sanguigno B: Dieta Equilibrata e Variegata

Il gruppo sanguigno B, descritto come il "nomade", può gestire una dieta variata che include sia proteine animali che vegetali. Personalizzare la dieta significa trovare un equilibrio tra diversi gruppi di alimenti e limitare quelli che possono causare problemi digestivi.

- **Esempio di Pianificazione Settimanale:** Alterna tra carne magra, pesce e latticini, e includi cereali senza glutine come il riso e il grano saraceno. Riduci il consumo di grano e mais, e includi verdure come cavoli e zucchine.

- **Tecnica Pratica:** Crea pasti bilanciati con una fonte di proteine, una porzione di carboidrati e una varietà di verdure. Sperimenta con diverse combinazioni per scoprire quali alimenti ti fanno sentire meglio.

4. Gruppo Sanguigno AB: Dieta Adattabile e Equilibrata

Il gruppo sanguigno AB è il più recente e combina caratteristiche dei gruppi A e B. Personalizzare la dieta implica adottare un approccio flessibile che integra elementi da entrambe le diete, mantenendo un equilibrio tra proteine animali e vegetali e carboidrati complessi.

- **Esempio di Pianificazione Settimanale:** Integra proteine magre come pollo e pesce, cereali integrali, e una varietà di frutta e verdura. Evita cibi ad alto contenuto di lectine come pomodori e peperoni.

- **Tecnica Pratica:** Usa un piano alimentare flessibile che ti consenta di variare i tuoi pasti, mantenendo una buona combinazione di proteine, carboidrati e grassi sani. Preparare piatti che combinano proteine e verdure con cereali può garantire un'alimentazione equilibrata.

5. Monitoraggio e Adattamento

Personalizzare una dieta richiede una continua attenzione alle risposte del corpo. Utilizzare un diario alimentare per annotare l'effetto dei cibi sul benessere generale può aiutare a fare aggiustamenti necessari. Verifica regolarmente i tuoi livelli di energia e la tua salute generale per ottimizzare la dieta.

- **Tecnica Pratica:** Tieni un diario alimentare dettagliato e monitora sintomi come stanchezza, gonfiore e digestione. Adatta la dieta basandoti sulle osservazioni personali e consulta periodicamente un professionista della salute per ulteriore guida.

Conclusione: Creare una Dieta Personalizzata Efficace

Personalizzare la dieta in base al gruppo sanguigno può migliorare il benessere e l'energia. Applicare le linee guida specifiche per il proprio gruppo sanguigno e monitorare le reazioni del corpo consente di ottimizzare la dieta per una salute migliore. Con un approccio consapevole e adattativo, è possibile ottenere risultati significativi e sostenibili.

III. I Quattro Gruppi Sanguigni: Caratteristiche e Metabolismo

1. Gruppo Sanguigno O: Metabolismo e Tratti Nutrizionali

Il gruppo sanguigno O, noto come il "cacciatore", è caratterizzato da un metabolismo particolarmente efficiente nella digestione delle proteine e dei grassi. Questo gruppo sanguigno è il più antico e le sue caratteristiche nutrizionali riflettono le esigenze dietetiche dei nostri antenati cacciatori-raccoglitori. Comprendere queste peculiarità può aiutare a ottimizzare la dieta per supportare al meglio il metabolismo e migliorare il benessere generale.

1. Metabolismo del Gruppo Sanguigno O

Il metabolismo del gruppo sanguigno O è generalmente più veloce rispetto ad altri gruppi sanguigni. Questo significa che le persone con questo gruppo sanguigno tendono a digerire e assimilare le proteine più rapidamente, e possono trarre grandi benefici da una dieta ricca di carne magra e pesce. Tuttavia, questo metabolismo veloce può anche comportare una maggiore necessità di nutrienti essenziali e una predisposizione a risposte infiammatorie se non si seguono le linee guida dietetiche appropriate.

- **Esempio Pratico:** Una persona con gruppo sanguigno O può trarre vantaggio da pasti che includono carne di manzo magra o pollo, pesce come il salmone e una varietà di verdure a foglia verde. Il consumo di queste proteine e verdure supporta l'efficienza metabolica e mantiene i livelli di energia stabili durante il giorno.

2. Tratti Nutrizionali del Gruppo Sanguigno O

Le persone con gruppo sanguigno O hanno una predisposizione naturale verso una dieta alta in proteine animali e grassi. Questo gruppo sanguigno beneficia di alimenti che promuovono la produzione di acido gastrico, necessario per una digestione efficace delle proteine. Allo stesso tempo, è consigliabile limitare l'assunzione di cereali e legumi, che possono essere meno ben tollerati e possono interferire con la digestione.

- **Esempio di Colazione:** Una colazione ideale per il gruppo sanguigno O potrebbe essere composta da uova strapazzate con spinaci e funghi. Questa combinazione fornisce proteine di alta qualità e nutrienti essenziali senza l'aggiunta di carboidrati complessi che potrebbero non essere digeriti altrettanto bene.

- **Esempio di Pranzo:** Un pranzo efficace potrebbe includere un filetto di manzo grigliato con una porzione di broccoli e patate dolci. Il manzo fornisce le proteine necessarie, mentre le verdure offrono fibre e vitamine essenziali.

3. Strategie per Ottimizzare il Metabolismo

Per sfruttare al meglio le caratteristiche metaboliche del gruppo sanguigno O, è utile adottare alcune strategie nutrizionali specifiche:

- **Preferire Proteine Magre:** Includere carne magra, pesce e uova nella dieta quotidiana. Questi alimenti forniscono aminoacidi essenziali che supportano il metabolismo e la riparazione muscolare.

- **Limitare i Cereali e i Legumi:** Ridurre il consumo di grano e legumi, che possono causare problemi digestivi. Optare per alternative come il riso integrale o le patate dolci può aiutare a mantenere stabili i livelli di zucchero nel sangue.

- **Incorporare Grassi Sani:** Consumare grassi salutari, come quelli provenienti dall'avocado e dalle noci, per supportare la salute cardiovascolare e il metabolismo generale.

4. Monitoraggio e Adattamenti

È fondamentale monitorare la risposta del proprio corpo agli alimenti inclusi nella dieta. Le persone con gruppo sanguigno O dovrebbero prestare attenzione a eventuali segni di infiammazione o problemi digestivi e apportare modifiche alla dieta di conseguenza.

- **Tecnica Pratica:** Utilizzare un diario alimentare per registrare i pasti e osservare come il corpo risponde a diverse combinazioni di cibi. Questo strumento aiuta a identificare quali alimenti migliorano l'energia e la digestione e quali potrebbero causare disagi.

5. Esempio di Pianificazione Settimanale

Una pianificazione settimanale della dieta può facilitare l'aderenza a un regime alimentare sano e bilanciato per il gruppo sanguigno O.

- **Lunedì:** Colazione con omelette di verdure, pranzo con pollo alla griglia e insalata di spinaci, cena con salmone e asparagi.

- **Martedì:** Colazione con yogurt greco e frutti di bosco, pranzo con bistecca e broccoli, cena con carne di agnello e patate dolci.

- **Mercoledì:** Colazione con smoothie di proteine e banana, pranzo con pesce al forno e verdure miste, cena con pollo e cavolfiore.

Adattare e monitorare costantemente la dieta secondo le esigenze individuali del gruppo sanguigno O può portare a un miglioramento significativo del metabolismo e del benessere generale. Con queste strategie e esempi pratici, è possibile seguire una dieta ottimizzata che supporta le caratteristiche uniche di questo gruppo sanguigno.

2. Gruppo Sanguigno A: Caratteristiche Metaboliche e Preferenze Alimentari

Il gruppo sanguigno A, spesso descritto come il "cultivatore", è caratterizzato da un metabolismo che si adatta bene a una dieta prevalentemente vegetale. Questa caratteristica riflette le esigenze nutrizionali e le abitudini alimentari dei nostri antenati agricoltori. Adottare una dieta in sintonia con queste caratteristiche può migliorare l'efficienza metabolica, sostenere la salute e ottimizzare il benessere generale. Esploriamo le peculiarità metaboliche del gruppo sanguigno A e come personalizzare l'alimentazione per supportare al meglio queste esigenze.

1. Metabolismo del Gruppo Sanguigno A

Il metabolismo delle persone con gruppo sanguigno A è generalmente più lento rispetto ad altri gruppi sanguigni e tende a rispondere meglio a una dieta ricca di alimenti vegetali piuttosto che a una dieta ad alto contenuto di proteine animali. Questo gruppo sanguigno beneficia di un equilibrio tra carboidrati complessi, proteine vegetali e grassi sani, con una minore necessità di carne rossa.

- **Esempio Pratico:** Una dieta ottimale per il gruppo sanguigno A include una buona quantità di cereali integrali, legumi, frutta e verdura. Questi alimenti aiutano a mantenere i livelli di energia costanti e migliorano la digestione grazie all'alto contenuto di fibre.

2. Tratti Nutrizionali del Gruppo Sanguigno A

Le persone con gruppo sanguigno A presentano una predisposizione naturale verso una dieta a base vegetale. Questa dieta può includere legumi, tofu, seitan e una varietà di cereali integrali, che forniscono le proteine e i nutrienti necessari senza sovraccaricare il sistema digestivo. Al contrario, l'eccesso di carne rossa e latticini può portare a difficoltà digestive e infiammazioni.

- **Esempio di Colazione:** Una colazione ideale per il gruppo sanguigno A potrebbe essere composta da porridge di avena con frutta fresca e semi di chia. Questo pasto fornisce fibre e carboidrati complessi, che aiutano a mantenere stabili i livelli di zucchero nel sangue e promuovono una digestione sana.

- **Esempio di Pranzo:** Un pranzo adatto può includere un'insalata di quinoa con legumi, avocado e verdure miste. Questo piatto è ricco di proteine vegetali, fibre e grassi sani, che supportano la salute cardiovascolare e forniscono energia sostenuta.

3. Strategie per Ottimizzare il Metabolismo

Per ottimizzare il metabolismo e migliorare il benessere generale, è utile seguire alcune strategie nutrizionali specifiche per il gruppo sanguigno A:

- **Prediligere Alimenti Vegetali:** Concentrarsi su legumi, tofu, frutta, verdura e cereali integrali. Questi alimenti forniscono nutrienti essenziali senza appesantire il sistema digestivo.

- **Limitare Carne Rossa e Latticini:** Ridurre il consumo di carne rossa e latticini per evitare problemi digestivi e infiammazioni. Sostituire con alternative vegetali come latte di mandorla e yogurt a base di cocco.

- **Utilizzare Spezie e Erbe:** Incorporare spezie come curcuma, zenzero e aglio, che hanno proprietà antinfiammatorie e possono migliorare la digestione e il metabolismo.

4. Monitoraggio e Adattamenti

Monitorare la risposta del corpo agli alimenti consumati è cruciale per adattare la dieta alle esigenze individuali. Le persone con gruppo sanguigno A dovrebbero prestare attenzione a segni di gonfiore, affaticamento o problemi digestivi e fare modifiche alla dieta di conseguenza.

- **Tecnica Pratica:** Tenere un diario alimentare per annotare ciò che si mangia e come il corpo reagisce. Questa pratica aiuta a identificare gli alimenti che causano problemi e quelli che migliorano il benessere generale.

5. Esempio di Pianificazione Settimanale

Un piano alimentare settimanale ben strutturato può facilitare l'aderenza a una dieta equilibrata per il gruppo sanguigno A.

- **Lunedì:** Colazione con smoothie di spinaci e frutta, pranzo con insalata di lenticchie e verdure, cena con tofu saltato e riso integrale.

- **Martedì:** Colazione con yogurt di soia e frutti di bosco, pranzo con zuppa di ceci e pane integrale, cena con seitan e broccoli.

- **Mercoledì:** Colazione con muesli e latte di mandorla, pranzo con quinoa e insalata di fagioli neri, cena con curry di verdure e riso basmati.

Adattare la dieta in base alle caratteristiche metaboliche del gruppo sanguigno A non solo supporta una digestione ottimale, ma promuove anche un benessere generale migliorato. Con queste strategie e esempi pratici, è possibile seguire un regime alimentare che risponde efficacemente alle esigenze specifiche di questo gruppo sanguigno.

3. Gruppo Sanguigno B: Adattabilità Nutrizionale e Metabolismo

Il gruppo sanguigno B, noto come il "nomade", si distingue per una notevole adattabilità nutrizionale. Questa caratteristica riflette la storia evolutiva di questo gruppo sanguigno, che ha dovuto adattarsi a una dieta variegata a seguito di spostamenti e cambiamenti ambientali. Le persone con gruppo sanguigno B possiedono un metabolismo versatile che può gestire una varietà di alimenti, ma ci sono comunque alcune linee guida specifiche per ottimizzare la salute e il benessere. Esploriamo le peculiarità metaboliche e nutrizionali del gruppo sanguigno B e come strutturare una dieta adeguata.

1. Metabolismo del Gruppo Sanguigno B

Il metabolismo del gruppo sanguigno B è relativamente equilibrato e può gestire un ampio spettro di nutrienti. A differenza dei gruppi sanguigni A e O, che presentano tendenze più marcate verso diete specifiche, il gruppo sanguigno B è in grado di adattarsi meglio a diverse combinazioni alimentari. Tuttavia, è fondamentale evitare alcuni alimenti che possono interferire con la digestione e l'assorbimento dei nutrienti.

- **Esempio Pratico:** Le persone con gruppo sanguigno B possono beneficiare di una dieta che include una buona quantità di carne magra, pesce, latticini e verdure. Questa varietà alimentare permette di ottenere un ampio spettro di nutrienti necessari per mantenere un metabolismo sano e un equilibrio energetico ottimale.

2. Tratti Nutrizionali del Gruppo Sanguigno B

Il gruppo sanguigno B si distingue per la sua capacità di digerire efficacemente proteine animali e latticini, che possono essere più problematici per altri gruppi sanguigni. Tuttavia, ci sono anche alcuni alimenti che è meglio evitare, poiché possono causare reazioni avverse o ridurre l'efficienza metabolica.

- **Esempio di Colazione:** Una colazione adatta per il gruppo sanguigno B potrebbe essere composta da yogurt greco con frutta fresca e noci. Questo pasto fornisce proteine di alta qualità e grassi sani, sostenendo l'energia e la sazietà fino al pasto successivo.

- **Esempio di Pranzo:** Un pranzo ideale può includere pollo alla griglia con una porzione di riso basmati e verdure a foglia verde. Questo piatto offre una combinazione equilibrata di proteine e carboidrati, supportando un metabolismo attivo e una digestione sana.

3. Alimenti da Preferire e Evitare

Per ottimizzare la salute e il benessere, è cruciale includere alimenti benefici e limitare quelli che potrebbero causare problemi. Gli alimenti benefici per il gruppo sanguigno B includono carne magra, pesce, latticini, frutta e verdura. Al contrario, alcuni alimenti come grano, mais e pomodori dovrebbero essere limitati, poiché possono interferire con la digestione e causare infiammazioni.

- **Esempio di Cena:** Una cena sana potrebbe essere costituita da filetto di pesce e patate dolci con un'insalata di verdure fresche. Questo pasto offre una combinazione di proteine e carboidrati complessi, contribuendo a mantenere i livelli di energia e promuovere una buona digestione.

- **Alimenti da Evitare:** Evitare cereali come grano e mais e limitare l'assunzione di pomodori, che possono influenzare negativamente il metabolismo e la digestione per le persone con gruppo sanguigno B.

4. Strategie per Ottimizzare il Metabolismo

Per sfruttare al meglio le caratteristiche metaboliche del gruppo sanguigno B, è utile seguire alcune strategie nutrizionali specifiche:

- **Varietà nella Dieta:** Integrare una varietà di alimenti nutrienti come carne magra, pesce, latticini e verdure. Questa varietà aiuta a mantenere un equilibrio nutrizionale e supporta un metabolismo versatile.

- **Evitare Alimenti Problematici:** Limitare il consumo di grano, mais e pomodori, che possono causare disturbi digestivi. Optare per alternative come riso e quinoa.

- **Incorporare Proteine e Grassi Sani:** Consumare fonti di proteine e grassi sani, come pesce e noci, che supportano la salute cardiovascolare e il metabolismo.

5. Monitoraggio e Adattamenti

Monitorare le risposte del proprio corpo agli alimenti è
essenziale per adattare la dieta alle esigenze individuali. Le
persone con gruppo sanguigno B dovrebbero prestare
attenzione a segni di disturbi digestivi o variazioni di energia e
fare aggiustamenti alla dieta di conseguenza.

- **Tecnica Pratica:** Utilizzare un diario alimentare per
  tracciare ciò che si mangia e come il corpo risponde.
  Questo aiuta a identificare quali alimenti migliorano il
  benessere e quali potrebbero causare problemi.

6. Esempio di Pianificazione Settimanale

Un piano alimentare settimanale può aiutare a mantenere una
dieta equilibrata e variegata per il gruppo sanguigno B.

- **Lunedì:** Colazione con yogurt e noci, pranzo con pollo e
  riso, cena con pesce e patate dolci.

- **Martedì:** Colazione con frutta e latte, pranzo con carne
  magra e verdure, cena con insalata di pollo.

- **Mercoledì:** Colazione con uova e spinaci, pranzo con
  riso e verdure, cena con pesce e quinoa.

Adottare una dieta basata sulle caratteristiche metaboliche del
gruppo sanguigno B può migliorare l'efficienza digestiva e il
benessere generale. Con queste linee guida e esempi pratici, è
possibile seguire una dieta che supporta le specifiche esigenze
di questo gruppo sanguigno.

4. Gruppo Sanguigno AB: Caratteristiche Metaboliche e Esigenze Alimentari

Il gruppo sanguigno AB, il più raro dei quattro gruppi, possiede una combinazione unica di tratti metabolici ereditati dai gruppi sanguigni A e B. Questo gruppo sanguigno presenta caratteristiche metaboliche che riflettono una certa adattabilità, ma richiede un'attenzione particolare nella scelta degli alimenti per mantenere un equilibrio ottimale della salute. In questo paragrafo esploreremo le peculiarità metaboliche del gruppo sanguigno AB, le esigenze alimentari specifiche e come strutturare una dieta efficace e bilanciata.

1. Metabolismo del Gruppo Sanguigno AB

Il metabolismo delle persone con gruppo sanguigno AB è spesso descritto come una fusione delle caratteristiche dei gruppi sanguigni A e B. Questo significa che possono gestire una varietà di alimenti, ma con alcune specificità. Gli individui con gruppo sanguigno AB hanno un metabolismo che può tollerare proteine animali, ma richiede un bilanciamento con fonti di proteine vegetali e cereali integrali. Inoltre, hanno bisogno di evitare alcuni alimenti che possono interferire con l'efficienza del metabolismo.

- **Esempio Pratico:** Una dieta adatta per il gruppo sanguigno AB potrebbe includere una combinazione di proteine magre, pesce, legumi e cereali integrali. Questo approccio equilibrato aiuta a mantenere i livelli di energia e sostenere una buona digestione.

2. Tratti Nutrizionali del Gruppo Sanguigno AB

Le persone con gruppo sanguigno AB devono seguire una dieta variegata che include sia alimenti di origine animale che vegetale. Tuttavia, è importante evitare cibi che possono causare infiammazioni o problemi digestivi. Gli alimenti consigliati includono pesce, latticini, tofu, legumi e verdure a foglia verde. Al contrario, è meglio limitare il consumo di carne rossa e cereali come il grano.

- **Esempio di Colazione:** Un'ottima colazione per il gruppo sanguigno AB potrebbe essere una frittata di albumi con spinaci e pomodori, accompagnata da una porzione di frutta fresca. Questo pasto fornisce proteine di alta qualità e vitamine, aiutando a mantenere un buon equilibrio energetico.

- **Esempio di Pranzo:** Un pranzo ideale può includere un'insalata di tonno con fagioli neri, avocado e verdure miste. Questo piatto combina proteine animali e vegetali, offrendo un profilo nutrizionale completo.

3. Alimenti da Preferire e Evitare

Per ottimizzare la salute e il benessere, è importante integrare alimenti che supportano il metabolismo del gruppo sanguigno AB e limitare quelli che possono causare problemi. Gli alimenti benefici includono pesce, latticini, tofu, legumi e cereali integrali. Al contrario, è meglio evitare carne rossa, grano e mais, che possono interferire con la digestione e causare infiammazioni.

- **Esempio di Cena:** Una cena equilibrata potrebbe essere costituita da filetto di salmone con quinoa e un contorno di broccoli al vapore. Questo pasto fornisce una buona combinazione di proteine e carboidrati complessi, supportando una digestione sana e un buon livello di energia.

4. Strategie per Ottimizzare il Metabolismo

Per supportare il metabolismo del gruppo sanguigno AB, segui alcune strategie nutrizionali specifiche:

- **Dieta Bilanciata:** Integra una varietà di alimenti, combinando fonti di proteine animali e vegetali con cereali integrali. Questo aiuta a mantenere un equilibrio nutrizionale e a soddisfare le esigenze metaboliche.

- **Evitare Carne Rossa e Grano:** Limitare il consumo di carne rossa e grano per evitare problemi digestivi e infiammazioni. Optare per alternative come pesce, tofu e riso integrale.

- **Incorporare Alimenti Anti-Infiamatori:** Consumare alimenti che aiutano a ridurre l'infiammazione, come frutti di bosco, noci e semi di lino.

5. Monitoraggio e Adattamenti

Osservare le risposte del corpo agli alimenti è fondamentale per adattare la dieta alle esigenze individuali. Le persone con gruppo sanguigno AB dovrebbero monitorare segni di disagio digestivo o variazioni nei livelli di energia e fare modifiche alla dieta di conseguenza.

- **Tecnica Pratica:** Tenere un diario alimentare per tracciare i cibi consumati e le reazioni del corpo. Questa pratica aiuta a identificare alimenti benefici e problematici, facilitando aggiustamenti nella dieta.

6. Esempio di Pianificazione Settimanale

Un piano alimentare settimanale ben strutturato può facilitare l'aderenza a una dieta equilibrata per il gruppo sanguigno AB.

- **Lunedì:** Colazione con frittata di albumi, pranzo con insalata di tonno e legumi, cena con salmone e quinoa.

- **Martedì:** Colazione con yogurt greco e frutta, pranzo con pollo e riso, cena con tofu e verdure miste.

- **Mercoledì:** Colazione con smoothie di frutta e spinaci, pranzo con fagioli neri e insalata, cena con pesce e patate dolci.

Adottare una dieta basata sulle esigenze specifiche del gruppo sanguigno AB può migliorare la salute digestiva e il benessere generale. Con queste linee guida e esempi pratici, è possibile seguire un regime alimentare che supporta le caratteristiche uniche di questo gruppo sanguigno.

5. Differenze di Metabolismo tra i Gruppi Sanguigni

Ogni gruppo sanguigno ha caratteristiche metaboliche uniche che influenzano come il corpo digerisce e utilizza i nutrienti. Comprendere queste differenze è cruciale per adottare una dieta ottimale che migliori la salute e il benessere. Esploriamo come le peculiarità metaboliche dei gruppi sanguigni A, B, AB e O influenzano il loro approccio nutrizionale, e offriamo esempi pratici e tecniche per adattare la dieta alle specifiche esigenze di ogni gruppo sanguigno.

1. Metabolismo del Gruppo Sanguigno O

Il gruppo sanguigno O, il più antico in termini evolutivi, ha un metabolismo progettato per una dieta ricca di proteine animali. Le persone con gruppo sanguigno O tendono a eccellere con un alto apporto di carne magra, pesce e verdure, mentre possono avere difficoltà a digerire cereali e legumi. Il loro metabolismo è orientato verso un'efficiente digestione delle proteine e dei grassi, ma può essere influenzato negativamente da carboidrati complessi e cibi altamente elaborati.

- **Esempio di Colazione:** Uova strapazzate con spinaci e avocado. Questa colazione fornisce proteine di alta qualità e grassi sani, ideali per sostenere l'energia durante la giornata.

- **Tecnica Pratica:** Limitare l'assunzione di cereali e optare per proteine animali e grassi sani. Un piano alimentare che esclude il glutine può essere particolarmente vantaggioso per chi ha gruppo sanguigno O.

2. Metabolismo del Gruppo Sanguigno A

Il gruppo sanguigno A è più adatto a una dieta basata su alimenti vegetali e cereali. Le persone con gruppo sanguigno A hanno un metabolismo che favorisce il consumo di frutta, verdura, legumi e cereali integrali. Possono essere meno tolleranti alla carne rossa e ai prodotti lattiero-caseari, che possono rallentare la digestione e causare problemi di salute. Il loro sistema digestivo è generalmente più sensibile alle proteine animali e ai grassi saturi.

- **Esempio di Colazione:** Un frullato di frutta con avena e semi di lino. Questo pasto offre carboidrati complessi e fibre, ideali per un metabolismo più lento.

- **Tecnica Pratica:** Incorporare una dieta ricca di alimenti vegetali e limitare i grassi saturi e le carni rosse. Utilizzare cereali integrali e legumi come fonti principali di proteine.

3. Metabolismo del Gruppo Sanguigno B

Il gruppo sanguigno B è noto per la sua adattabilità nutrizionale. Il metabolismo del gruppo sanguigno B può gestire una varietà di alimenti, inclusi carne magra, pesce, latticini e verdure. Tuttavia, è importante evitare alimenti che possono interferire con la digestione, come grano e mais. Questo gruppo sanguigno beneficia di una dieta bilanciata che combina proteine animali e vegetali.

- **Esempio di Colazione:** Yogurt greco con frutta e noci. Questo pasto fornisce una buona combinazione di proteine e grassi sani, supportando l'energia e la digestione.

- **Tecnica Pratica:** Mantenere una dieta equilibrata che includa diverse fonti di nutrienti. Evitare il grano e i cereali problematici che possono causare disturbi digestivi.

4. Metabolismo del Gruppo Sanguigno AB

Il gruppo sanguigno AB combina caratteristiche dei gruppi A e B. Il metabolismo di questo gruppo sanguigno può gestire sia alimenti di origine animale che vegetale, ma con alcune restrizioni. È essenziale bilanciare le fonti di proteine e carboidrati e limitare alimenti che possono causare infiammazioni, come carne rossa e grano. La dieta ideale per il gruppo AB è variegata e deve evitare cibi che possono compromettere la digestione.

- **Esempio di Colazione:** Frittata di albumi con spinaci e una fetta di pane integrale. Questo pasto fornisce proteine e carboidrati complessi, ideali per sostenere un metabolismo versatile.

- **Tecnica Pratica:** Seguire una dieta mista che includa proteine animali e vegetali. Monitorare le reazioni agli alimenti e fare aggiustamenti per evitare problemi digestivi.

5. Strategie Generali per Adattare la Dieta

Indipendentemente dal gruppo sanguigno, è utile seguire alcune strategie per ottimizzare la dieta:

- **Personalizzazione:** Adattare la dieta alle specifiche esigenze metaboliche di ciascun gruppo sanguigno. Monitorare l'effetto degli alimenti sulla digestione e sull'energia.

- **Evitare Alimenti Problematici:** Limitare gli alimenti che possono causare infiammazioni o disturbi digestivi. Ogni gruppo sanguigno ha alimenti da evitare che possono compromettere la salute.

- **Varietà e Equilibrio:** Mantenere una dieta equilibrata che includa una varietà di alimenti nutrienti. Questo aiuta a prevenire carenze e a mantenere un metabolismo sano.

6. Esempio di Pianificazione Settimanale per Tutti i Gruppi

Una pianificazione settimanale basata sui principi dei gruppi sanguigni può aiutare a mantenere una dieta equilibrata:

- **Lunedì:** Colazione con yogurt greco e frutta, pranzo con insalata di pollo e quinoa, cena con pesce e verdure.

- **Martedì:** Colazione con avena e frutta, pranzo con legumi e verdure, cena con pollo e patate dolci.

- **Mercoledì:** Colazione con smoothie e semi di lino, pranzo con tofu e riso integrale, cena con salmone e broccoli.

Adottare una dieta in linea con le peculiarità metaboliche del proprio gruppo sanguigno può ottimizzare la salute e il benessere. Utilizzando queste linee guida e esempi pratici, è possibile migliorare la propria alimentazione e supportare un metabolismo efficiente.

6. Impatto della Dieta sul Metabolismo dei Diversi Gruppi Sanguigni

Il metabolismo di ogni individuo è influenzato in modo significativo dal proprio gruppo sanguigno. Adattare la dieta alle caratteristiche metaboliche specifiche di ciascun gruppo sanguigno non solo ottimizza l'assimilazione dei nutrienti, ma può anche prevenire disturbi digestivi e migliorare il benessere generale. In questo paragrafo, esploreremo come la dieta influisce sul metabolismo per i gruppi sanguigni A, B, AB e O, offrendo esempi pratici e tecniche per principianti per ottenere il massimo beneficio.

1. Impatto della Dieta sul Metabolismo del Gruppo Sanguigno O

Il gruppo sanguigno O, essendo il più antico dal punto di vista evolutivo, è predisposto a un metabolismo che prospera con una dieta ad alta percentuale di proteine animali. La digestione è particolarmente efficiente con le proteine e i grassi, ma può essere compromessa dai carboidrati complessi e dai cereali, che possono causare infiammazioni e disturbi gastrointestinali.

- **Esempio di Colazione:** Uova strapazzate con spinaci e pomodori. Questo pasto fornisce proteine di alta qualità e nutrienti essenziali che supportano un metabolismo ottimale.

- **Tecnica Pratica:** Ridurre l'assunzione di cereali e legumi. Concentrarsi su alimenti proteici come carne magra, pesce e verdure a foglia verde può migliorare l'efficienza metabolica.

2. Impatto della Dieta sul Metabolismo del Gruppo Sanguigno A

Le persone con gruppo sanguigno A tendono a beneficiare di una dieta a base di alimenti vegetali e cereali integrali. Questo gruppo sanguigno ha un metabolismo che può essere rallentato da un eccesso di proteine animali e grassi saturi. Adattare la dieta per includere una varietà di frutta, verdura, legumi e cereali integrali può supportare un metabolismo sano e migliorare la digestione.

- **Esempio di Colazione:** Frullato di frutta con avena e semi di chia. Questa combinazione offre carboidrati complessi e fibre, ideali per un metabolismo più lento.

- **Tecnica Pratica:** Integrare alimenti vegetali e cereali integrali nella dieta quotidiana. Limitare l'assunzione di carne rossa e prodotti lattiero-caseari può prevenire problemi digestivi.

3. Impatto della Dieta sul Metabolismo del Gruppo Sanguigno B

Il gruppo sanguigno B ha un metabolismo che può adattarsi a una dieta variegata, comprendente carne magra, pesce, latticini e cereali. Tuttavia, è importante evitare cibi che possono interferire con la digestione, come grano e mais.
Un'alimentazione equilibrata che include una combinazione di proteine animali e vegetali può supportare un metabolismo efficiente e prevenire disturbi gastrointestinali.

- **Esempio di Colazione:** Yogurt greco con frutta fresca e noci. Questo pasto fornisce una buona combinazione di proteine e grassi sani, che supportano un metabolismo equilibrato.

- **Tecnica Pratica:** Mantenere una dieta bilanciata che include fonti proteiche e vegetali. Limitare il grano e il mais può migliorare la digestione e ridurre il rischio di infiammazioni.

4. Impatto della Dieta sul Metabolismo del Gruppo Sanguigno AB

Il gruppo sanguigno AB, che combina caratteristiche dei gruppi A e B, richiede una dieta equilibrata che integri sia proteine animali che vegetali. Questo gruppo sanguigno deve fare attenzione a evitare cibi che possono causare infiammazioni, come carne rossa e grano. Un'alimentazione diversificata, che includa una varietà di alimenti nutrienti, può ottimizzare la digestione e migliorare il metabolismo.

- **Esempio di Colazione:** Frittata di albumi con spinaci e una fetta di pane integrale. Questo pasto offre una buona combinazione di proteine e carboidrati complessi.

- **Tecnica Pratica:** Adottare una dieta mista e monitorare le reazioni del corpo agli alimenti. Evitare carne rossa e grano per mantenere una digestione sana e un metabolismo equilibrato.

5. Strategie Generali per Adattare la Dieta ai Diversi Metabolismi

Adattare la dieta alle esigenze metaboliche specifiche di ciascun gruppo sanguigno può migliorare significativamente la salute e il benessere. Alcune strategie generali includono:

- **Personalizzazione della Dieta:** Identificare e includere alimenti che supportano il metabolismo specifico di ciascun gruppo sanguigno.

- **Monitoraggio dei Sintomi:** Tenere traccia di eventuali disturbi digestivi o cambiamenti nei livelli di energia e adattare la dieta di conseguenza.

- **Bilanciamento Nutrizionale:** Integrare una varietà di alimenti nutrienti e limitare quelli che possono compromettere la digestione.

6. Pianificazione Settimanale Basata sul Metabolismo

Una pianificazione settimanale può facilitare l'adozione di una dieta ottimale per il proprio gruppo sanguigno:

- **Lunedì:** Colazione con yogurt greco e noci, pranzo con insalata di pollo e quinoa, cena con pesce e verdure.

- **Martedì:** Colazione con frullato di frutta e avena, pranzo con legumi e verdure, cena con tofu e riso integrale.

- **Mercoledì:** Colazione con uova e spinaci, pranzo con salmone e patate dolci, cena con insalata di tonno e verdure.

Adottare una dieta che rispetti le peculiarità metaboliche del proprio gruppo sanguigno può ottimizzare il metabolismo e migliorare il benessere generale. Utilizzando queste linee guida e tecniche pratiche, è possibile adattare l'alimentazione alle proprie esigenze e raggiungere una salute ottimale.

7. Influenza del Gruppo Sanguigno sulla Digestione e Assorbimento dei Nutrienti

Il gruppo sanguigno non influisce solo sul metabolismo, ma anche sul modo in cui il corpo digerisce e assorbe i nutrienti. Ogni gruppo sanguigno ha una risposta unica agli alimenti, che può influenzare la digestione e l'assorbimento dei nutrienti essenziali. In questo paragrafo, esploreremo come le caratteristiche di ciascun gruppo sanguigno influenzano la digestione e offriamo tecniche pratiche e esempi per ottimizzare l'assorbimento dei nutrienti in base al proprio gruppo sanguigno.

1. Gruppo Sanguigno O: Digestione e Assorbimento

Le persone con gruppo sanguigno O tendono ad avere un sistema digestivo più robusto per quanto riguarda la digestione delle proteine animali. Tuttavia, possono avere difficoltà con i carboidrati complessi e i cereali, che possono rallentare il processo digestivo e causare gonfiore o disagi.

- **Esempio Pratico:** Per migliorare la digestione e l'assorbimento, è consigliabile consumare pasti ricchi di proteine animali come carne magra e pesce accompagnati da verdure a foglia verde, che sono facilmente digeribili e non interferiscono con la digestione delle proteine.

- **Tecnica Pratica:** Utilizzare spezie come curcuma e zenzero per favorire la digestione e ridurre l'infiammazione. Ridurre l'assunzione di cereali e legumi, che possono causare gonfiore.

2. Gruppo Sanguigno A: Digestione e Assorbimento

Il gruppo sanguigno A beneficia di una dieta basata su alimenti vegetali e cereali integrali. Tuttavia, il loro sistema digestivo può essere sensibile alle proteine animali e ai grassi saturi, che possono rallentare la digestione e ridurre l'assorbimento dei nutrienti.

- **Esempio Pratico:** Una colazione a base di frutta fresca e avena può migliorare la digestione grazie ai carboidrati complessi e alle fibre che favoriscono un transito intestinale regolare.

- **Tecnica Pratica:** Incorporare probiotici e fibre nella dieta per migliorare la salute intestinale e l'assorbimento dei nutrienti. Evitare carni rosse e prodotti lattiero-caseari, che possono causare disturbi digestivi.

3. Gruppo Sanguigno B: Digestione e Assorbimento

Le persone con gruppo sanguigno B hanno una digestione abbastanza versatile e possono gestire una dieta mista di proteine animali e vegetali. Tuttavia, devono evitare cibi come il grano e il mais, che possono interferire con l'assorbimento dei nutrienti e causare problemi digestivi.

- **Esempio Pratico:** Una colazione con yogurt greco e frutta può favorire una buona digestione e un assorbimento efficace dei nutrienti grazie alla presenza di probiotici e fibre.

- **Tecnica Pratica:** Limitare il consumo di grano e mais. Optare per alimenti facilmente digeribili come pesce, carne magra e latticini, che non causano infiammazioni o disturbi digestivi.

4. Gruppo Sanguigno AB: Digestione e Assorbimento

Il gruppo sanguigno AB richiede una dieta equilibrata che combina alimenti di origine animale e vegetale. La loro digestione può essere sensibile a cibi che sono problematici per altri gruppi sanguigni, come carne rossa e grano.

- **Esempio Pratico:** Per ottimizzare la digestione, una colazione con una frittata di albumi e spinaci, accompagnata da una fetta di pane integrale, fornisce una combinazione equilibrata di proteine e carboidrati complessi.

- **Tecnica Pratica:** Monitorare le reazioni agli alimenti e adattare la dieta di conseguenza. Preferire cibi a basso contenuto di grassi saturi e ad alto contenuto di fibre per favorire un assorbimento efficiente dei nutrienti.

5. Strategie per Ottimizzare la Digestione e l'Assorbimento dei Nutrienti

Adottare alcune strategie generali può aiutare a migliorare la digestione e l'assorbimento dei nutrienti per ogni gruppo sanguigno:

- **Personalizzazione della Dieta:** Identificare e consumare cibi che favoriscono una digestione sana per il proprio gruppo sanguigno.

- **Evitare Alimenti Problematici:** Limitare o evitare alimenti che possono causare problemi digestivi e ridurre l'assorbimento dei nutrienti.

- **Bilanciamento dei Nutrienti:** Mantenere una dieta bilanciata che includa una varietà di nutrienti essenziali per supportare la salute intestinale e migliorare l'assorbimento.

6. Pianificazione dei Pasti per Migliorare la Digestione

Una pianificazione dei pasti adeguata può migliorare significativamente la digestione e l'assorbimento:

- **Lunedì:** Colazione con yogurt e frutta, pranzo con insalata di pollo e quinoa, cena con pesce e verdure a foglia verde.

- **Martedì:** Colazione con avena e semi di chia, pranzo con legumi e verdure, cena con tofu e riso integrale.

- **Mercoledì:** Colazione con uova e spinaci, pranzo con salmone e patate dolci, cena con insalata di tonno e verdure.

Adattare la dieta alle esigenze digestiva del proprio gruppo sanguigno può ottimizzare la salute intestinale e migliorare il benessere generale. Utilizzando queste linee guida e tecniche pratiche, è possibile favorire una digestione efficiente e un assorbimento ottimale dei nutrienti.

8. Come le Differenze Metaboliche Influenzano il Benessere e la Salute

Le differenze metaboliche tra i gruppi sanguigni non solo influenzano la digestione e l'assorbimento dei nutrienti, ma hanno anche un impatto significativo sul benessere generale e sulla salute. Adattare la dieta alle caratteristiche metaboliche specifiche di ciascun gruppo sanguigno può portare a miglioramenti notevoli in termini di energia, umore, e prevenzione di malattie. In questo paragrafo, esploreremo come le variazioni nel metabolismo influenzano la salute e il benessere e come le scelte alimentari possono essere ottimizzate per ogni gruppo sanguigno.

1. Gruppo Sanguigno O: Energia e Vitalità

Le persone con gruppo sanguigno O, avendo un metabolismo che eccelle con le proteine animali e i grassi, tendono a sperimentare un aumento dell'energia e della vitalità quando seguono una dieta ricca di questi nutrienti. Questo gruppo sanguigno può anche trarre beneficio da un'assunzione moderata di carboidrati complessi e fibre per mantenere stabili i livelli di energia.

- **Esempio Pratico:** Includere nella dieta alimenti come carne magra, pesce e verdure a foglia verde può migliorare l'energia e la resistenza. Evitare eccessi di cereali e zuccheri raffinati può prevenire cali di energia e affaticamento.

- **Tecnica Pratica:** Monitorare i livelli di energia e regolare l'assunzione di carboidrati complessi. Consumare pasti equilibrati con proteine e verdure può migliorare la vitalità quotidiana.

2. Gruppo Sanguigno A: Benessere e Umore

Il metabolismo del gruppo sanguigno A è meglio supportato da una dieta basata su alimenti vegetali e cereali integrali. Questo approccio può migliorare il benessere generale e l'umore, riducendo il rischio di disturbi dell'umore e stress ossidativo. Le proteine animali e i grassi saturi, invece, possono avere effetti negativi sulla salute mentale e sul benessere.

- **Esempio Pratico:** Una dieta ricca di frutta, verdura, legumi e cereali integrali può promuovere un umore equilibrato e una buona salute mentale. Evitare carni rosse e cibi processati può ridurre lo stress e migliorare la qualità della vita.

- **Tecnica Pratica:** Integrare alimenti ricchi di antiossidanti e fibre, come bacche e verdure a foglia verde, per supportare il benessere mentale e fisico. Ridurre il consumo di proteine animali può prevenire problemi di umore.

3. Gruppo Sanguigno B: Prevenzione e Salute Metabolica

Le persone con gruppo sanguigno B hanno un metabolismo versatile che può gestire una varietà di alimenti. Tuttavia, evitare grano e mais è fondamentale per prevenire disturbi digestivi e infiammazioni. Una dieta equilibrata che include proteine animali e vegetali può migliorare la salute metabolica e prevenire malattie croniche.

- **Esempio Pratico:** Consumare una dieta mista che comprenda carne magra, pesce, latticini e verdure può sostenere la salute metabolica e prevenire malattie. Limitare l'assunzione di grano e mais può ridurre il rischio di infiammazioni.

- **Tecnica Pratica:** Monitorare i sintomi digestivi e adattare la dieta di conseguenza. Scegliere cibi ad alto contenuto di nutrienti e limitare gli alimenti problematici può migliorare la salute generale.

4. Gruppo Sanguigno AB: Equilibrio e Vitalità

Il gruppo sanguigno AB richiede un equilibrio tra alimenti animali e vegetali. Questo approccio bilanciato può migliorare la vitalità e prevenire disturbi metabolici. Adattare la dieta per evitare carne rossa e grano può ridurre i rischi di infiammazioni e migliorare il benessere generale.

- **Esempio Pratico:** Una dieta che combina proteine magre, pesce, legumi e verdure può supportare la vitalità e la salute. Evitare alimenti che causano infiammazione, come carne rossa e grano, è cruciale per mantenere l'equilibrio.

- **Tecnica Pratica:** Seguire una dieta varia e monitorare le risposte del corpo agli alimenti. Preferire cibi che non causano infiammazione e adottare un'alimentazione bilanciata può migliorare il benessere quotidiano.

5. Benefici Generali di Adattare la Dieta al Gruppo Sanguigno

Adattare la dieta alle esigenze metaboliche specifiche del proprio gruppo sanguigno può portare a numerosi benefici:

- **Miglioramento dell'Energia:** Seguire una dieta ottimale per il proprio gruppo sanguigno può aumentare i livelli di energia e migliorare la resistenza fisica.

- **Regolazione dell'Umore:** Una dieta bilanciata può sostenere la salute mentale e ridurre il rischio di disturbi dell'umore.

- **Prevenzione di Malattie:** Ridurre l'assunzione di cibi problematici e integrare nutrienti essenziali può prevenire malattie croniche e migliorare la salute a lungo termine.

6. Pianificazione e Monitoraggio della Dieta

Pianificare e monitorare la dieta in base al gruppo sanguigno può massimizzare i benefici per la salute:

- **Lunedì:** Colazione con uova e spinaci, pranzo con insalata di pollo e quinoa, cena con pesce e verdure.

- **Martedì:** Colazione con frullato di frutta e avena, pranzo con legumi e verdure, cena con tofu e riso integrale.

- **Mercoledì:** Colazione con yogurt greco e noci, pranzo con salmone e patate dolci, cena con insalata di tonno e verdure.

Adottare un'alimentazione basata sulle peculiarità metaboliche del proprio gruppo sanguigno può significativamente migliorare la salute e il benessere generale. Con tecniche pratiche e una dieta personalizzata, è possibile ottenere un equilibrio ottimale e prevenire problemi di salute.

IV. Come Determinare il Tuo Gruppo Sanguigno

1. Esame del Gruppo Sanguigno: Panoramica delle Opzioni Disponibili

Determinare il proprio gruppo sanguigno è un passaggio fondamentale per chi desidera adottare la dieta dei gruppi sanguigni. Conoscere il proprio gruppo sanguigno permette di personalizzare l'alimentazione in modo efficace, ottimizzando i benefici per la salute e il benessere. Esistono diverse opzioni per determinare il gruppo sanguigno, ognuna con le sue peculiarità, vantaggi e svantaggi. In questo paragrafo, esploreremo le principali opzioni disponibili per eseguire questo esame.

1. Test di Gruppo Sanguigno in Laboratorio

Il metodo più comune e preciso per determinare il gruppo sanguigno è effettuare un test in laboratorio. Questo test viene eseguito prelevando un campione di sangue, solitamente tramite un prelievo venoso, che viene poi analizzato per identificare le caratteristiche dei gruppi sanguigni. Il laboratorio utilizza specifici reagenti per verificare la presenza o l'assenza di antigeni sui globuli rossi, determinando così il gruppo sanguigno (A, B, AB o O) e il fattore Rh (positivo o negativo).

- **Procedura e Tempistiche:** Durante una visita al laboratorio o all'ospedale, un tecnico eseguirà il prelievo del sangue. I risultati sono generalmente disponibili entro pochi giorni lavorativi.

- **Precisione e Affidabilità:** I test di laboratorio sono considerati altamente affidabili e precisi. Tuttavia, è importante scegliere un laboratorio certificato per garantire l'accuratezza dei risultati.

- **Esempio Pratico:** Se si desidera una conferma definitiva del gruppo sanguigno, il test in laboratorio è la scelta migliore. Questo metodo è particolarmente utile se si devono fare scelte alimentari fondamentali o se si richiede la compatibilità per donazioni di sangue.

2. Test del Gruppo Sanguigno a Casa

I test per determinare il gruppo sanguigno possono essere eseguiti anche a casa, utilizzando kit di test disponibili in farmacia o online. Questi kit sono progettati per fornire risultati rapidi e convenienti. Il test a casa richiede un campione di sangue, solitamente ottenuto tramite una puntura del dito, che viene poi miscelato con reagenti inclusi nel kit. Le istruzioni dettagliate sono fornite con il kit e indicano come interpretare i risultati.

- **Procedura e Tempistiche:** Il test a casa può essere completato in pochi minuti e i risultati sono immediati. È fondamentale seguire attentamente le istruzioni per evitare errori.

- **Precisione e Affidabilità:** Sebbene i kit di test a casa siano generalmente precisi, possono esserci margini di errore. È consigliabile utilizzare kit approvati da enti regolatori per garantire la qualità.

- **Esempio Pratico:** I test a casa sono ideali per chi desidera una soluzione rapida e pratica. Tuttavia, per una conferma definitiva o in caso di risultati ambigui, è consigliabile confermare i risultati con un test di laboratorio.

3. Test del Gruppo Sanguigno in Farmacia

Alcune farmacie offrono servizi di test del gruppo sanguigno, eseguiti da personale qualificato. Questo servizio è un'opzione intermedia tra il test a casa e quello in laboratorio. Il campione di sangue viene prelevato in farmacia e analizzato sul posto o inviato a un laboratorio per l'analisi.

- **Procedura e Tempistiche:** Il test in farmacia può essere effettuato rapidamente, con i risultati disponibili in breve tempo, solitamente entro 24-48 ore.

- **Precisione e Affidabilità:** Questa opzione combina la praticità dei test a casa con la supervisione professionale. La precisione è generalmente alta, soprattutto se il test viene effettuato in una farmacia accreditata.

- **Esempio Pratico:** Se si cerca un equilibrio tra comodità e precisione, il test in farmacia è una buona scelta. È utile per ottenere risultati rapidi con una supervisione professionale.

4. Test del Gruppo Sanguigno Durante Esami Medici

Alcuni esami medici di routine, come quelli pre-operatori o per la donazione di sangue, includono la determinazione del gruppo sanguigno. In questi casi, il gruppo sanguigno viene testato come parte di un esame più ampio, e i risultati sono solitamente registrati nella cartella clinica del paziente.

- **Procedura e Tempistiche:** I risultati vengono forniti come parte degli esami medici e possono essere disponibili in base ai tempi di elaborazione degli esami complessivi.

- **Precisione e Affidabilità:** Essendo effettuato da professionisti medici, questo test è altamente affidabile e preciso.

- **Esempio Pratico:** Se si sta già programmando un esame medico o una donazione di sangue, il gruppo sanguigno sarà determinato come parte del processo. Questo può essere una comoda opportunità per ottenere queste informazioni senza ulteriori costi o visite.

In conclusione, determinare il proprio gruppo sanguigno è essenziale per seguire una dieta personalizzata in base ai principi della dieta dei gruppi sanguigni. La scelta del metodo dipende dalle preferenze personali, dalla necessità di precisione e dalla disponibilità dei servizi. Utilizzare test affidabili e seguire le indicazioni corrette garantisce risultati precisi e utili per ottimizzare la propria alimentazione e migliorare la salute.

2. Test di Gruppo Sanguigno in Laboratorio: Cosa Aspettarsi

Il test di gruppo sanguigno in laboratorio è il metodo più tradizionale e affidabile per determinare il proprio gruppo sanguigno. Questo test fornisce risultati accurati, essenziali per chi desidera seguire una dieta personalizzata basata sul gruppo sanguigno. Ecco cosa aspettarsi durante e dopo l'esame in laboratorio, inclusi dettagli pratici e consigli utili per i principianti.

1. Preparazione per il Test

Prima di sottoporsi al test di gruppo sanguigno, non è generalmente richiesta una preparazione speciale. Tuttavia, alcuni laboratori potrebbero consigliare di evitare determinati cibi o bevande prima del test. È sempre utile verificare con il laboratorio se ci sono istruzioni specifiche. Alcuni laboratori potrebbero anche richiedere una prenotazione anticipata, quindi è consigliabile contattare la struttura prima di recarsi al test.

- **Esempio Pratico:** Se il laboratorio richiede un digiuno o altre precauzioni, segui attentamente le istruzioni per evitare ritardi o errori nei risultati.

2. Il Processo di Prelievo del Sangue

Durante il test, un tecnico di laboratorio preleverà un campione di sangue. Questo viene solitamente fatto tramite una venipuntura, che è un prelievo di sangue da una vena del braccio. Il tecnico utilizzerà un ago sterile per raccogliere il campione in una provetta.

- **Procedura Dettagliata:** Il prelievo è generalmente
  rapido e può durare solo pochi minuti. La sensazione di
  dolore è minima e simile a una leggera puntura. È
  importante rimanere rilassati durante il prelievo per
  facilitare il processo.

- **Esempio Pratico:** Se sei ansioso riguardo al prelievo,
  informare il personale del laboratorio può aiutare a
  ridurre l'ansia. Molti laboratori hanno personale esperto
  che sa come rendere il processo il più confortevole
  possibile.

3. Analisi del Campione

Una volta prelevato, il campione di sangue viene inviato al
laboratorio per l'analisi. Qui, il sangue viene testato utilizzando
reagenti specifici per identificare il gruppo sanguigno. Il
laboratorio verifica la presenza o l'assenza di antigeni sui
globuli rossi per determinare il gruppo sanguigno e il fattore
Rh.

- **Tecniche Utilizzate:** I test di gruppo sanguigno in
  laboratorio utilizzano metodi come il test di
  agglutinazione, che è altamente preciso. I risultati sono
  solitamente ottenuti attraverso l'uso di reagenti che
  reagiscono specificamente con i gruppi sanguigni A, B,
  AB, e O.

- **Esempio Pratico:** Se il laboratorio utilizza un metodo
  automatizzato, i risultati possono essere prontamente
  disponibili grazie alla tecnologia avanzata. Verifica
  sempre se il laboratorio offre un servizio di refertazione
  online o tramite posta.

4. Ricezione dei Risultati

Dopo l'analisi, i risultati del test sono preparati e inviati al paziente. I tempi di consegna possono variare, ma di solito, i risultati sono disponibili entro pochi giorni lavorativi. Alcuni laboratori offrono la possibilità di ricevere i risultati tramite e-mail o attraverso un portale online.

- **Esempio Pratico:** Se hai urgenza di ricevere i risultati, verifica con il laboratorio se è possibile accelerare il processo. Molti laboratori offrono servizi di refertazione rapidi a pagamento aggiuntivo.

5. Interpretazione dei Risultati

Una volta ricevuti, i risultati del test indicheranno il tuo gruppo sanguigno e il fattore Rh. Questi risultati sono solitamente forniti con una spiegazione dettagliata. È importante comprendere correttamente il tuo gruppo sanguigno per utilizzare queste informazioni nella dieta e nella salute.

- **Esempio Pratico:** Se non sei sicuro di come interpretare i risultati, non esitare a contattare il laboratorio o il tuo medico per una spiegazione dettagliata. Un medico può anche fornire indicazioni su come utilizzare i risultati nella tua dieta.

6. Costi e Opzioni di Pagamento

Il costo del test di gruppo sanguigno in laboratorio può variare a seconda della struttura e della località. In molti casi, il test è coperto dalle assicurazioni sanitarie, ma è sempre utile verificare i dettagli del pagamento prima di effettuare il test.

- **Esempio Pratico:** Chiedi al laboratorio se offrono opzioni di pagamento flessibili o se accettano assicurazioni. Verifica anche se ci sono eventuali spese aggiuntive per l'analisi urgente.

7. Errori Comuni e Come Evitarli

Anche se il test di gruppo sanguigno in laboratorio è altamente preciso, errori possono verificarsi a causa di errori umani o problemi tecnici. Per minimizzare il rischio di errori, è fondamentale scegliere un laboratorio accreditato e seguire tutte le istruzioni fornite.

- **Esempio Pratico:** Se sospetti che ci sia stato un errore nei risultati, richiedi una ripetizione del test. La maggior parte dei laboratori offre una garanzia di precisione e potrebbe ripetere il test senza costi aggiuntivi.

In conclusione, il test di gruppo sanguigno in laboratorio è una scelta eccellente per ottenere risultati precisi e affidabili. Preparati adeguatamente, segui le procedure con attenzione e utilizza i risultati per personalizzare la tua dieta e migliorare il tuo benessere. Se hai dubbi o domande, non esitare a contattare il personale del laboratorio o il tuo medico.

3. Test del Gruppo Sanguigno a Casa: Kit e Procedure

Il test del gruppo sanguigno a casa è un'opzione pratica e conveniente per chi desidera conoscere il proprio gruppo sanguigno senza doversi recare in laboratorio. Questi kit, disponibili in farmacia o online, offrono un'alternativa alle procedure tradizionali di laboratorio. In questo paragrafo, esploreremo come funzionano questi test, come utilizzarli correttamente e cosa considerare per garantire risultati accurati.

1. Scelta del Kit

Esistono diversi tipi di kit per il test del gruppo sanguigno a casa. La maggior parte di essi è progettata per essere semplice da usare e include tutto il necessario per ottenere un risultato accurato. È fondamentale scegliere un kit approvato e di alta qualità, per garantire l'affidabilità dei risultati.

- **Esempio Pratico:** Verifica che il kit sia approvato da enti regolatori come la FDA (Food and Drug Administration) o equivalenti locali. Leggi le recensioni e scegli un kit con buone valutazioni per garantire una maggiore precisione.

2. Preparazione per il Test

Prima di iniziare, è importante leggere attentamente le istruzioni incluse nel kit. I test di gruppo sanguigno a casa di solito richiedono un piccolo campione di sangue, che può essere prelevato dal dito tramite una piccola puntura. Assicurati di seguire tutte le indicazioni per evitare errori.

- **Esempio Pratico:** Lavati bene le mani e assicurati di avere a disposizione tutti gli strumenti forniti nel kit, come le lancette per la puntura, le strisce reattive e le soluzioni di controllo. Mantieni l'area di lavoro pulita e priva di contaminanti.

3. Esecuzione del Test

Il processo di esecuzione del test è relativamente semplice e può essere completato in pochi minuti. La procedura tipica prevede la puntura del dito per ottenere una goccia di sangue, che viene poi applicata sulle strisce reattive fornite. Le strisce contengono reagenti che reagiscono con i gruppi sanguigni specifici.

- **Procedura Dettagliata:** Utilizza la lancetta per la puntura del dito e raccogli una goccia di sangue. Applica il sangue sulla striscia reattiva seguendo le istruzioni del kit. In alcune varianti del test, il sangue viene mescolato con soluzioni di reagenti e osservato per le reazioni chimiche che indicano il gruppo sanguigno.

- **Esempio Pratico:** Se il kit include un dispositivo di lettura o una guida visiva, utilizza questi strumenti per interpretare i risultati. La maggior parte dei kit fornisce una tabella o una guida per aiutarti a decifrare le reazioni e determinare il tuo gruppo sanguigno.

4. Interpretazione dei Risultati

Dopo aver eseguito il test, i risultati saranno visibili attraverso cambiamenti di colore o reazioni chimiche. Confronta le reazioni osservate con la guida fornita nel kit per determinare il tuo gruppo sanguigno.

- **Esempio Pratico:** Se il kit include una guida di interpretazione, utilizza questa guida per confrontare i risultati del test. Assicurati di seguire tutte le istruzioni per una lettura accurata. In caso di dubbi, alcuni kit offrono una linea di supporto clienti per assistenza.

5. Verifica della Precisione

I test a casa sono generalmente affidabili, ma non sono infallibili. Se il risultato sembra ambiguo o se hai dubbi sulla precisione, è consigliabile confermare il gruppo sanguigno con un test di laboratorio tradizionale.

- **Esempio Pratico:** Se il risultato non è chiaro o se le reazioni non corrispondono alle aspettative, considera di ripetere il test utilizzando un nuovo kit. In alternativa, consulta un medico per una verifica tramite laboratorio.

6. Cosa Fare dopo il Test

Una volta ottenuto il risultato, puoi utilizzare queste informazioni per personalizzare la tua dieta in base al gruppo sanguigno, come descritto nei capitoli successivi. Conserva il kit e i risultati in un luogo sicuro per eventuali consultazioni future.

- **Esempio Pratico:** Se hai effettuato il test per motivi di salute, condividi i risultati con il tuo medico per discutere le migliori pratiche dietetiche e di salute in base al tuo gruppo sanguigno.

7. Considerazioni di Sicurezza

I kit per il test del gruppo sanguigno a casa sono progettati per essere sicuri, ma è importante seguire tutte le precauzioni per evitare infezioni o contaminazioni. Usa sempre gli strumenti forniti e smaltisci correttamente gli oggetti usa e getta come le lancette.

- **Esempio Pratico:** Dopo l'uso, disinfetta la zona di puntura e smaltisci gli strumenti usati secondo le indicazioni del kit. Lava le mani accuratamente e segui le linee guida per la sicurezza.

8. Costi e Disponibilità

I costi dei kit per il test del gruppo sanguigno a casa possono variare. Verifica il prezzo e la disponibilità presso farmacie locali o online. Alcuni kit possono essere più costosi, ma offrono una maggiore precisione e supporto clienti.

- **Esempio Pratico:** Confronta i prezzi e le recensioni di diversi kit online. Considera anche la possibilità di acquistare il kit presso una farmacia locale per avere un contatto diretto con il personale per ulteriori consigli.

In conclusione, il test del gruppo sanguigno a casa può essere una soluzione pratica e conveniente per determinare il proprio gruppo sanguigno. Seguendo attentamente le istruzioni e le precauzioni, è possibile ottenere risultati accurati e utilizzare queste informazioni per migliorare la propria dieta e benessere.

4. Interpretazione dei Risultati: Come Leggere il Tuo Gruppo Sanguigno

Una volta completato il test del gruppo sanguigno, il passo successivo è interpretare i risultati per determinare il tuo gruppo sanguigno specifico. Questa fase è cruciale, poiché la precisione nella lettura dei risultati garantirà che tu possa utilizzare correttamente queste informazioni per adottare una dieta adeguata. In questo paragrafo, esploreremo come leggere e interpretare i risultati dei test di gruppo sanguigno, sia per i test effettuati in laboratorio che per quelli eseguiti a casa.

1. Comprensione dei Risultati del Test

I test di gruppo sanguigno funzionano rilevando le specifiche reazioni chimiche tra il sangue e i reagenti forniti nel kit o utilizzati in laboratorio. A seconda del tipo di test, i risultati possono manifestarsi attraverso cambiamenti di colore, formazione di precipitati o altre reazioni visibili. È essenziale sapere come leggere questi segnali per determinare correttamente il tuo gruppo sanguigno.

- **Esempio Pratico:** Nei test di laboratorio, i risultati sono spesso visualizzati come un report che mostra i gruppi sanguigni identificati tramite reazioni antigeniche specifiche. Nei test a casa, i cambiamenti di colore sulle strisce reattive devono essere confrontati con una guida di interpretazione inclusa nel kit.

2. Lettura dei Test di Laboratorio

Nei laboratori, i risultati vengono generalmente forniti come un report dettagliato che indica il gruppo sanguigno attraverso le reazioni di agglutinazione. Questo report specifica quale antigene è presente sulla superficie dei globuli rossi e quale anticorpo è rilevabile nel siero. La lettura del report è relativamente semplice:

- **Esempio Pratico:** Se il report indica che le reazioni di agglutinazione sono avvenute con i reagenti anti-A ma non con quelli anti-B, e se il test per il fattore Rh risulta positivo, il tuo gruppo sanguigno è A positivo. La presenza di specifici anticorpi indica il gruppo sanguigno e il fattore Rh.

3. Lettura dei Test a Casa

I kit per il test del gruppo sanguigno a casa generalmente
utilizzano strisce reattive o dispositivi che mostrano
cambiamenti visivi nel sangue miscelato con reagenti. La
procedura di interpretazione prevede di confrontare il risultato
visivo con una guida di riferimento. Ecco come procedere:

- **Esempio Pratico:** Dopo aver applicato il sangue alle
  strisce reattive, confronta il colore risultante con la
  tabella fornita nel kit. Se il kit indica una reazione
  positiva per i reagenti anti-A e negativa per i reagenti
  anti-B, il tuo gruppo sanguigno è A. Se non c'è reazione
  con il reagente anti-Rh, il fattore Rh è negativo.

4. Verifica dei Risultati

In caso di risultati incerti o ambigui, è consigliabile ripetere il
test per confermare il risultato. Alcuni kit a casa possono
fornire risultati ambigui a causa di errori di esecuzione o di
reazioni non chiare. Ripetere il test o consultare un
professionista può aiutare a evitare errori.

- **Esempio Pratico:** Se il cambiamento di colore non è
  chiaro o se il risultato sembra discordante rispetto alle
  aspettative, ripeti il test seguendo attentamente le
  istruzioni. Se hai ancora dubbi, contatta un laboratorio
  per una verifica professionale.

5. Documentazione dei Risultati

Una volta interpretati i risultati, è utile documentare il gruppo
sanguigno e il fattore Rh per future consultazioni, in particolare
se stai pianificando di seguire una dieta basata sul gruppo
sanguigno. Conservarli può essere utile per la tua salute a lungo
termine e per eventuali esigenze mediche future.

- **Esempio Pratico:** Registra il tuo gruppo sanguigno e il fattore Rh su un documento sicuro o una nota digitale. Questo ti permetterà di avere a disposizione queste informazioni quando necessario, specialmente se consulti medici o specialisti.

6. Uso dei Risultati nella Dieta

Conoscere il tuo gruppo sanguigno ti consente di adattare la tua dieta in base alle raccomandazioni specifiche per il tuo gruppo sanguigno. Ad esempio, se il tuo gruppo sanguigno è O, potresti essere incoraggiato a seguire una dieta ricca di proteine animali e povera di cereali. Questi adattamenti possono aiutarti a ottimizzare la tua salute e il tuo benessere.

- **Esempio Pratico:** Se il tuo gruppo sanguigno è B, potresti beneficiare di una dieta che include latticini e carne, ma evita il pollo e il grano. Consulta le linee guida specifiche per il tuo gruppo sanguigno per personalizzare la tua dieta.

7. Considerazioni Finali

È importante ricordare che, mentre il test del gruppo sanguigno può fornire indicazioni preziose per la dieta, non deve sostituire i consigli di un medico o di un dietista professionista. Utilizza i risultati come una guida utile, ma non dimenticare di considerare anche altre raccomandazioni per la salute e il benessere.

- **Esempio Pratico:** Consulta un nutrizionista per un piano alimentare personalizzato basato sul tuo gruppo sanguigno e sulle tue esigenze specifiche. I professionisti possono aiutarti a integrare le informazioni del gruppo sanguigno nella tua dieta in modo sicuro ed efficace.

8. Risorse e Supporto

Se hai ulteriori domande o dubbi sulla lettura dei risultati, molti kit di test e laboratori offrono supporto clienti o consulenze. Approfitta di queste risorse per assicurarti che il tuo test sia stato eseguito e interpretato correttamente.

- **Esempio Pratico:** Se hai acquistato un kit per il test a casa, contatta il servizio clienti per chiarimenti su come interpretare i risultati. Alcuni laboratori offrono anche servizi di consulenza per discutere i risultati e le loro implicazioni.

In conclusione, l'interpretazione corretta dei risultati del test del gruppo sanguigno è fondamentale per applicare efficacemente le informazioni alla tua dieta e al tuo benessere. Seguire queste linee guida ti aiuterà a ottenere risultati precisi e a utilizzarli in modo efficace.

5. Differenze tra i Vari Test di Gruppo Sanguigno: Qual è il Migliore per Te?

Quando si tratta di determinare il proprio gruppo sanguigno, esistono diverse opzioni di test, ciascuna con le proprie caratteristiche, vantaggi e limitazioni. Scegliere il test giusto per te dipende da vari fattori, tra cui la tua preferenza per la comodità, la precisione e il costo. In questo paragrafo, esamineremo le principali differenze tra i vari test di gruppo sanguigno e ti aiuteremo a capire quale potrebbe essere il migliore per le tue esigenze.

1. Test di Gruppo Sanguigno in Laboratorio

I test di gruppo sanguigno condotti in laboratorio sono generalmente considerati i più accurati e affidabili. Questi test vengono eseguiti da professionisti qualificati e utilizzano tecnologie avanzate per determinare il gruppo sanguigno. Ecco alcuni aspetti chiave di questo tipo di test:

- **Precisione e Affidabilità:** I laboratori utilizzano metodi standardizzati e reagenti di alta qualità per identificare il gruppo sanguigno. La probabilità di errori è ridotta al minimo grazie alla competenza dei tecnici di laboratorio.

- **Tempistiche:** I risultati di solito richiedono alcuni giorni lavorativi, poiché devono essere elaborati e analizzati da esperti. Tuttavia, i laboratori offrono anche servizi urgenti con tempi di risposta più rapidi.

- **Esempio Pratico:** Se hai bisogno di determinare con precisione il tuo gruppo sanguigno per motivi medici, come un intervento chirurgico o una trasfusione, il test in laboratorio è la scelta migliore. La precisione garantita ti fornirà la certezza necessaria per procedere senza rischi.

2. Kit per Test di Gruppo Sanguigno a Casa

I kit per il test del gruppo sanguigno a casa offrono un'alternativa comoda e rapida ai test in laboratorio. Questi kit ti permettono di eseguire il test nella comodità della tua casa, ma presentano alcune differenze rispetto ai test professionali:

- **Comodità e Flessibilità:** I kit a casa sono facili da usare e offrono risultati rapidi, spesso in pochi minuti. Sono ideali se desideri ottenere il tuo gruppo sanguigno senza dover visitare un laboratorio.

- **Precisione:** Sebbene i kit a casa siano generalmente accurati, la loro precisione può variare in base alla qualità del kit e all'accuratezza dell'esecuzione. Seguire attentamente le istruzioni è essenziale per evitare errori.

- **Esempio Pratico:** Se desideri semplicemente conoscere il tuo gruppo sanguigno per motivi personali o per seguire una dieta specifica, un kit a casa può essere una scelta conveniente. Tuttavia, in caso di dubbi sui risultati, è consigliabile confermare con un test di laboratorio.

3. Test di Gruppo Sanguigno in Farmacia

Alcune farmacie offrono test di gruppo sanguigno che possono essere eseguiti sul posto o acquistati come kit per uso domestico. Questi test possono variare in termini di precisione e facilità d'uso:

- **Accessibilità:** I test in farmacia sono facilmente accessibili e possono essere eseguiti rapidamente. In alcuni casi, possono essere effettuati direttamente presso il banco della farmacia.

- **Costo:** I test in farmacia tendono ad essere meno costosi rispetto ai test di laboratorio, ma possono essere più costosi dei kit per uso domestico acquistati online.

- **Esempio Pratico:** Se stai cercando un'opzione economica e accessibile, un test in farmacia potrebbe essere una soluzione adatta. Assicurati di verificare la qualità e le recensioni del test prima di acquistarlo.

4. Test di Gruppo Sanguigno in Ospedale

I test di gruppo sanguigno eseguiti in ospedale sono generalmente molto precisi e sono spesso utilizzati per situazioni mediche urgenti o durante i ricoveri:

- **Situazioni Mediche Specifiche:** Questo tipo di test è particolarmente utile se sei in ospedale per un intervento chirurgico o un trattamento che richiede una conoscenza precisa del tuo gruppo sanguigno.

- **Esempio Pratico:** Se sei in ospedale per una procedura chirurgica o per una trasfusione di sangue, il test eseguito dall'ospedale sarà altamente preciso e integrato con altre informazioni mediche.

5. Considerazioni Finali

Quando scegli il test di gruppo sanguigno più adatto a te, considera i seguenti fattori: la necessità di precisione, il tuo budget, e la comodità. Ogni opzione ha i suoi pro e contro, e la scelta migliore dipende dalle tue specifiche esigenze e preferenze. Assicurati di seguire le istruzioni fornite con il test scelto e, se hai dubbi sulla precisione dei risultati, consulta un professionista medico.

- **Esempio Pratico:** Se la precisione è la tua priorità assoluta e il test è per motivi medici importanti, opta per un test in laboratorio o in ospedale. Se la comodità e il costo sono più importanti, un kit a casa o un test in farmacia può essere più adatto.

In conclusione, valutare le differenze tra i vari test di gruppo sanguigno ti aiuterà a fare una scelta informata che soddisfi le tue esigenze personali e garantisca risultati accurati. Utilizza queste informazioni per scegliere il metodo più appropriato per determinare il tuo gruppo sanguigno e adottare una dieta basata su queste informazioni.

6. Costi e Disponibilità dei Test: Considerazioni Economiche e Logistiche

Determinare il tuo gruppo sanguigno può variare notevolmente in termini di costi e disponibilità, a seconda del metodo scelto. È importante considerare questi aspetti per fare una scelta informata che si adatti al tuo budget e alle tue necessità. Questo paragrafo esplorerà i diversi costi associati ai test di gruppo sanguigno, nonché la loro disponibilità e le considerazioni logistiche.

1. Test di Gruppo Sanguigno in Laboratorio

I test di gruppo sanguigno eseguiti in laboratorio sono generalmente i più precisi, ma anche i più costosi. Ecco cosa devi sapere:

- **Costi:** I test in laboratorio possono costare tra 30 e 100 euro, a seconda della complessità e del laboratorio stesso. I prezzi possono variare anche in base alla regione e alla reputazione del laboratorio.

- **Disponibilità:** Questi test sono disponibili presso
  ospedali, cliniche e laboratori privati. La maggior parte
  dei laboratori richiede una prenotazione e può avere
  tempi di attesa per l'appuntamento. Inoltre, è spesso
  necessario un documento di identità e, in alcuni casi, una
  prescrizione medica.

- **Esempio Pratico:** Se hai bisogno di un test per motivi
  medici urgenti, come una trasfusione o un intervento
  chirurgico, i laboratori offrono un servizio affidabile e
  preciso, sebbene con un costo più elevato. Verifica le
  opzioni di laboratorio nella tua area e pianifica in
  anticipo.

2. Kit per Test di Gruppo Sanguigno a Casa

I kit per il test a casa sono una scelta più economica e
conveniente per determinare il tuo gruppo sanguigno. Ecco le
informazioni chiave:

- **Costi:** I kit per il test a casa generalmente costano tra 20
  e 50 euro. Questo prezzo può variare in base alla marca
  e alla qualità del kit. Alcuni kit includono anche
  consulenze online o assistenza telefonica.

- **Disponibilità:** I kit possono essere acquistati online
  tramite vari rivenditori o farmacie. Inoltre, alcune
  farmacie offrono i kit per l'acquisto diretto o per
  eseguire il test in loco.

- **Esempio Pratico:** Se desideri una soluzione rapida e a
  basso costo per conoscere il tuo gruppo sanguigno senza
  la necessità di una visita in laboratorio, un kit a casa è
  una scelta valida. Tuttavia, assicurati di seguire
  attentamente le istruzioni per garantire risultati accurati.

3. Test di Gruppo Sanguigno in Farmacia

Alcune farmacie offrono test di gruppo sanguigno che possono essere eseguiti sul posto o venduti come kit:

- **Costi:** Il prezzo dei test in farmacia varia, ma generalmente è compreso tra 25 e 60 euro. Questo prezzo include solitamente solo il test stesso e non ulteriori consulenze o servizi aggiuntivi.

- **Disponibilità:** I test possono essere acquistati direttamente presso il banco della farmacia o ordinati online se disponibili. Alcune farmacie potrebbero avere personale formato per eseguire il test e fornire risultati immediati.

- **Esempio Pratico:** Se preferisci una soluzione conveniente e accessibile e non hai bisogno di un test altamente specializzato, il test in farmacia può essere una scelta adeguata. Controlla la disponibilità presso le farmacie locali e confronta i prezzi.

4. Test di Gruppo Sanguigno in Ospedale

I test di gruppo sanguigno eseguiti in ospedale sono spesso utilizzati in situazioni mediche specifiche:

- **Costi:** Questi test possono essere inclusi nel costo complessivo di una visita ospedaliera o di un ricovero. Se effettuati in un contesto non emergenziale, potrebbero essere addebitati separatamente, con costi che variano ampiamente a seconda dell'ospedale e del servizio.

- **Disponibilità:** I test sono disponibili in ospedali e cliniche con reparti di laboratorio. L'accesso potrebbe essere limitato a pazienti ricoverati o a coloro che richiedono test per motivi medici specifici.

- **Esempio Pratico:** Se stai per sottoporsi a un intervento chirurgico o hai necessità mediche che richiedono una conoscenza immediata del tuo gruppo sanguigno, il test in ospedale è l'opzione più sicura e integrata nel processo di cura.

5. Considerazioni Economiche e Logistiche

Quando scegli il tipo di test, considera i seguenti aspetti economici e logistici:

- **Budget:** Confronta i costi dei vari metodi e valuta se il tuo budget consente di optare per un test più costoso ma preciso, come quelli in laboratorio o in ospedale, o se un kit a casa rappresenta una scelta più economica e pratica.

- **Tempistiche:** I tempi di attesa per i test in laboratorio e ospedalieri possono variare, mentre i kit a casa offrono risultati immediati. Considera quanto tempo hai a disposizione per ottenere i risultati.

- **Accessibilità:** Verifica la disponibilità dei test nella tua area. Alcuni metodi potrebbero richiedere una visita in laboratorio o in ospedale, mentre i kit a casa e i test in farmacia sono generalmente più facilmente accessibili.

In conclusione, scegliere il test di gruppo sanguigno giusto richiede una valutazione dei costi e della disponibilità in relazione alle tue esigenze personali e alle tue risorse. Considera il tipo di test che meglio si adatta al tuo budget e alla tua situazione, e assicurati di ottenere risultati accurati seguendo attentamente le istruzioni del metodo scelto.

7. Quando Consultare un Professionista della Salute per la Determinazione del Gruppo Sanguigno

La determinazione del gruppo sanguigno può sembrare una procedura semplice, ma ci sono situazioni in cui è particolarmente importante consultare un professionista della salute. In questo paragrafo, esploreremo i contesti specifici in cui è fondamentale ricorrere a un esperto, quali sono i benefici di tale consultazione e come scegliere il momento giusto per farlo.

1. Situazioni Mediche Critiche

Se ti trovi in una situazione medica critica, come un intervento chirurgico d'urgenza o una trasfusione di sangue, è essenziale consultare un professionista della salute per determinare il tuo gruppo sanguigno. In questi casi, il test deve essere altamente accurato per evitare complicazioni gravi. La determinazione del gruppo sanguigno è cruciale per garantire che il sangue donato o ricevuto sia compatibile, riducendo il rischio di reazioni avverse.

- **Esempio Pratico:** Immagina di dover sottoporsi a un intervento chirurgico d'urgenza. L'ospedale eseguirà un test del gruppo sanguigno per assicurarsi che, se necessario, il sangue donato sia compatibile. Questo test è eseguito in laboratorio, garantendo la massima precisione e sicurezza per il paziente.

2. Condizioni Mediche Preesistenti

Se hai una condizione medica preesistente che potrebbe influenzare il tuo gruppo sanguigno o la tua compatibilità con specifici trattamenti, come alcune malattie autoimmuni o disturbi della coagulazione, è importante consultare un medico. Questi professionisti possono fornire una guida su come il tuo gruppo sanguigno può influenzare la tua condizione e su quale test sia più appropriato.

- **Esempio Pratico:** Se soffri di una condizione come l'emofilia, il tuo medico potrebbe raccomandare test aggiuntivi o un monitoraggio più frequente del tuo gruppo sanguigno per garantire che le trasfusioni o i trattamenti siano adeguati.

3. Test Preconcepimento e Gravidanza

Durante la gravidanza, conoscere il gruppo sanguigno è fondamentale per prevenire complicazioni come l'incompatibilità Rh tra madre e feto. Se stai pianificando una gravidanza o sei già incinta, il tuo medico può eseguire un test per assicurarsi che non ci siano rischi per te o per il tuo bambino.

- **Esempio Pratico:** Se una donna incinta ha un gruppo sanguigno Rh negativo e il padre del bambino è Rh positivo, il medico può raccomandare un test per determinare se sono necessarie iniezioni di immunoglobulina Rh per prevenire problemi di salute nel neonato.

4. Consultazione per Trapianti di Organi

Se stai considerando un trapianto di organi, la compatibilità del gruppo sanguigno è uno dei fattori cruciali. I professionisti della salute eseguono test dettagliati per garantire che l'organo donato sia compatibile con il tuo gruppo sanguigno, riducendo il rischio di rigetto.

- **Esempio Pratico:** Per un paziente in attesa di un trapianto di rene, il team medico eseguirà test di compatibilità del gruppo sanguigno per assicurarsi che il rene donato sia compatibile e ridurre il rischio di rigetto dell'organo.

5. Problemi con i Risultati del Test a Casa

Se hai eseguito un test di gruppo sanguigno a casa e i risultati sono dubbi o contraddittori, è consigliabile consultare un professionista della salute. Test a casa, pur essendo convenienti, possono a volte dare risultati imprecisi o confusi. Un test in laboratorio può confermare i risultati e fornire ulteriore chiarezza.

- **Esempio Pratico:** Se il kit a casa indica risultati inconcludenti o sospetti, come una reazione non chiara, rivolgiti a un laboratorio o al tuo medico per un test più accurato e una conferma definitiva.

6. Considerazioni per l'Assicurazione Sanitaria

In alcuni casi, la tua assicurazione sanitaria potrebbe richiedere una conferma ufficiale del gruppo sanguigno da parte di un professionista della salute per coprire determinati trattamenti o interventi. Consultare un medico può garantire che la documentazione sia adeguata e che tu possa accedere ai benefici dell'assicurazione senza problemi.

- **Esempio Pratico:** Se stai richiedendo un trattamento costoso che dipende dalla tua compatibilità sanguigna, come un trattamento di chemioterapia, assicurati di avere una documentazione ufficiale fornita da un professionista della salute.

7. Sicurezza e Precisione

In generale, se desideri assicurarti che il tuo test di gruppo sanguigno sia il più preciso possibile e se hai dubbi sull'accuratezza dei test fai-da-te o dei risultati parziali, una consulenza medica è sempre una scelta prudente. I professionisti della salute possono offrire test di alta qualità e interpretazione esperta dei risultati.

- **Esempio Pratico:** Se hai effettuato un test a casa e sei preoccupato per la precisione dei risultati, una visita a un laboratorio medico o una consulenza con un medico garantirà che le tue informazioni siano corrette e affidabili.

Conclusione

Consultare un professionista della salute per la determinazione del gruppo sanguigno è particolarmente importante in contesti medici critici, per condizioni preesistenti, durante la gravidanza, per trapianti, e quando si hanno dubbi sui risultati dei test. Assicurati di valutare la tua situazione e scegliere il momento giusto per garantire risultati accurati e una gestione sicura della tua salute.

8. Aggiornamenti e Verifica Periodica: La Necessità di Confermare il Tuo Gruppo Sanguigno

Determinare il proprio gruppo sanguigno è un passo fondamentale per chi desidera seguire una dieta basata sui gruppi sanguigni, ma è altrettanto cruciale comprendere l'importanza di aggiornamenti e verifiche periodiche. Questo paragrafo esplorerà perché e come dovresti confermare regolarmente il tuo gruppo sanguigno, i contesti in cui una verifica periodica è particolarmente rilevante, e le migliori pratiche per mantenere aggiornate le tue informazioni.

1. L'importanza della Verifica Periodica

Anche se il gruppo sanguigno di solito non cambia nel tempo, è prudente verificare periodicamente le tue informazioni per diverse ragioni. Un controllo periodico garantisce che i tuoi dati siano sempre corretti, il che è essenziale in situazioni mediche critiche. Errori nel gruppo sanguigno possono avere gravi conseguenze durante trattamenti medici o trasfusioni di sangue.

- **Esempio Pratico:** Immagina di avere bisogno di una trasfusione di sangue d'urgenza. Un errore nel gruppo sanguigno potrebbe causare una reazione avversa severa. Verificare regolarmente il tuo gruppo sanguigno assicura che in situazioni di emergenza le informazioni siano precise e affidabili.

2. Situazioni di Cambiamento nella Vita

Alcuni eventi significativi nella vita potrebbero influenzare la tua necessità di confermare il gruppo sanguigno. Questi includono cambiamenti importanti nella tua salute, come trapianti di organi, o nuove condizioni mediche. Anche se il gruppo sanguigno stesso non cambia, è utile aggiornare la documentazione in risposta a cambiamenti nella tua storia medica.

- **Esempio Pratico:** Se hai subito un trapianto di organo, il tuo medico potrebbe voler confermare nuovamente il tuo gruppo sanguigno per aggiornare i registri e garantire che non ci siano discrepanze nelle informazioni mediche.

3. Errori e Dubbi sui Risultati dei Test

I risultati errati o dubbi sui test di gruppo sanguigno eseguiti a casa possono essere una motivazione valida per una verifica periodica. Se hai ricevuto risultati inattesi o ambigui, una conferma in laboratorio garantisce che le informazioni siano corrette e che tu possa procedere con sicurezza nella tua dieta e nelle tue scelte mediche.

- **Esempio Pratico:** Se un kit di test a casa indica un gruppo sanguigno diverso rispetto a quello che ricordi di avere, una verifica in laboratorio può risolvere il dubbio e confermare la correttezza del tuo gruppo sanguigno.

4. Nuove Raccomandazioni Mediche

Il campo della medicina e della nutrizione evolve
continuamente, e nuove raccomandazioni possono emergere
riguardo al gruppo sanguigno e ai relativi trattamenti. Rimanere
aggiornati e verificare il tuo gruppo sanguigno in risposta a
nuove linee guida può aiutarti a ottimizzare la tua salute e il tuo
benessere.

- **Esempio Pratico:** Se nuovi studi suggeriscono che il tuo
  gruppo sanguigno può influenzare ulteriormente la tua
  predisposizione a certe malattie, una verifica periodica ti
  aiuterà a seguire le raccomandazioni più aggiornate e
  adattare la tua dieta e il tuo trattamento di conseguenza.

5. Tecniche per una Verifica Efficace

Per assicurarti che la tua verifica periodica sia il più efficace
possibile, considera le seguenti tecniche: utilizzare laboratori
accreditati, mantenere documentazione accurata, e consultare il
tuo medico per consigli specifici. Assicurati che i test siano
eseguiti correttamente e che i risultati siano registrati in modo
sicuro.

- **Esempio Pratico:** Rivolgiti a un laboratorio certificato
  per eseguire il test e assicurati che il tuo gruppo
  sanguigno sia confermato attraverso metodi
  scientificamente validati. Mantieni una copia dei risultati
  e aggiorna i tuoi documenti medici regolarmente.

6. Considerazioni per l'Assicurazione e la Documentazione Medica

La verifica periodica del gruppo sanguigno è anche importante per mantenere aggiornati i tuoi documenti medici e per l'assicurazione sanitaria. Le assicurazioni potrebbero richiedere una conferma periodica del gruppo sanguigno per coprire trattamenti specifici o per garantire che la documentazione sia conforme.

- **Esempio Pratico:** Se devi richiedere una nuova polizza assicurativa o rinnovare quella esistente, assicurati che il tuo gruppo sanguigno sia confermato e aggiornato nei documenti, per evitare ritardi o complicazioni nel processo di copertura.

7. Pianificazione per Futuri Esami e Test

Se prevedi di sottoporsi a ulteriori esami o test medici, inclusi quelli relativi alla dieta basata sui gruppi sanguigni, programmare una verifica del gruppo sanguigno come parte della tua routine di controllo può essere utile. Questo assicura che tutte le informazioni mediche siano coerenti e accurate.

- **Esempio Pratico:** Prima di iniziare una nuova dieta o regime alimentare basato sul gruppo sanguigno, verifica il tuo gruppo sanguigno per confermare che le informazioni siano aggiornate e che le raccomandazioni dietetiche siano basate su dati accurati.

Conclusione

La verifica periodica del gruppo sanguigno è un passo importante per garantire la precisione delle informazioni e la sicurezza nelle decisioni mediche e dietetiche. Utilizzare metodi affidabili per confermare il tuo gruppo sanguigno, aggiornare i tuoi documenti, e consultare professionisti della salute quando necessario può aiutarti a mantenere il tuo benessere e a ottimizzare la tua dieta basata sul gruppo sanguigno.

V. Alimenti Consigliati e Sconsigliati per Ogni Gruppo Sanguigno

1. Alimenti Ideali per il Gruppo Sanguigno O

Il gruppo sanguigno O, spesso considerato il "cacciatore" del sistema di classificazione sanguigna, ha esigenze nutrizionali uniche che riflettono le caratteristiche evolutive di questo gruppo. Seguendo una dieta adeguata, è possibile ottimizzare la salute e il benessere. Questo paragrafo esplorerà gli alimenti ideali per le persone con gruppo sanguigno O, fornendo esempi pratici e suggerimenti utili per strutturare una dieta equilibrata e salutare.

1. Proteine Magre di Alta Qualità

Le persone con gruppo sanguigno O traggono grandi benefici da una dieta ricca di proteine animali. Questo gruppo sanguigno ha una digestione particolarmente efficiente delle proteine e dei grassi animali. Carni magre come il manzo, l'agnello e il pollo sono eccellenti fonti di proteine e ferro, elementi fondamentali per il metabolismo energetico e la salute del sistema immunitario.

- **Esempio Pratico:** Prepara una bistecca di manzo magra grigliata accompagnata da un contorno di verdure a foglia verde, come spinaci e cavolo riccio, per una combinazione nutriente e compatibile con il gruppo sanguigno O.

2. Pesce e Frutti di Mare

Il pesce è una scelta eccellente per chi ha il gruppo sanguigno
O, in quanto fornisce proteine di alta qualità e acidi grassi
omega-3, utili per la salute cardiovascolare. Specie come il
salmone, il tonno e le sardine sono particolarmente
raccomandate.

- **Esempio Pratico:** Un piatto di salmone al forno con
  erbe fresche e una porzione di quinoa rappresenta un
  pasto bilanciato e ricco di nutrienti, adatto per il gruppo
  sanguigno O.

3. Verdure a Foglia Verde e Radicchio

Le verdure a foglia verde, come spinaci, cavolo riccio e bietola,
sono ideali per il gruppo sanguigno O, grazie al loro alto
contenuto di vitamine e minerali. Questi alimenti non solo
forniscono antiossidanti ma anche fibre, che sono essenziali per
una buona digestione e per il mantenimento del peso corporeo.

- **Esempio Pratico:** Una insalata di spinaci con noci e una
  vinaigrette a base di aceto di mele e olio d'oliva può
  essere un contorno perfetto per un pranzo equilibrato.

4. Frutta a Basso Contenuto di Zuccheri

Per le persone con gruppo sanguigno O, le frutte a basso
contenuto di zuccheri come le mele, le pere e i frutti di bosco
sono ideali. Questi frutti forniscono vitamine e antiossidanti
senza causare picchi glicemici eccessivi.

- **Esempio Pratico:** Una macedonia di frutti di bosco con
  un po' di yogurt greco senza zucchero può servire come
  uno spuntino sano e rinfrescante.

5. Grani e Legumi Specifici

Sebbene il gruppo sanguigno O possa trarre beneficio principalmente da proteine animali, alcuni grani e legumi possono essere inclusi nella dieta in moderazione. Grani come la quinoa e l'amaranth, e legumi come i fagioli neri e i ceci, sono opzioni nutrienti che possono integrare la dieta senza compromettere il metabolismo.

- **Esempio Pratico:** Una zuppa di fagioli neri con verdure miste e spezie può essere un piatto ricco e nutriente, adatto per il gruppo sanguigno O.

6. Grassi Sani

Gli oli vegetali come l'olio d'oliva e l'olio di cocco sono preferibili per il gruppo sanguigno O. Questi grassi sani possono essere utilizzati per cucinare e per preparare condimenti, fornendo benefici anti-infiammatori e supportando la salute del cuore.

- **Esempio Pratico:** Usa l'olio d'oliva per saltare le verdure o per condire insalate, mantenendo così la dieta compatibile e sana.

7. Spezie e Erbe Aromatiche

Spezie come il pepe nero, la curcuma e il rosmarino possono migliorare il sapore dei piatti e offrire benefici anti-infiammatori. L'uso di erbe fresche come il prezzemolo e il basilico non solo arricchisce il cibo ma supporta anche la digestione e il benessere generale.

- **Esempio Pratico:** Aggiungi una spolverata di curcuma sui tuoi piatti di carne o pesce per un tocco di sapore e salute.

8. Bevande Consigliate

L'acqua e le tisane a base di erbe come il tè verde sono le bevande ideali per il gruppo sanguigno O. Queste bevande supportano l'idratazione e possono avere effetti positivi sul metabolismo.

- **Esempio Pratico:** Una tazza di tè verde al mattino o dopo i pasti può contribuire a migliorare il metabolismo e la digestione.

Conclusione

Adattare la dieta alle specifiche esigenze del gruppo sanguigno O può contribuire significativamente al miglioramento della salute e del benessere generale. Integrando le fonti di proteine magre, pesce, verdure a foglia verde e frutta a basso contenuto di zucchero, e utilizzando i grassi e le spezie appropriati, è possibile ottimizzare la propria dieta in modo sicuro e salutare.

2. Alimenti da Evitare per il Gruppo Sanguigno O

Il gruppo sanguigno O, con la sua storia evolutiva radicata nel consumo di carne e proteine animali, ha specifiche esigenze alimentari che influenzano il suo metabolismo e il benessere generale. Per ottimizzare la salute e mantenere l'equilibrio, è cruciale evitare alcuni alimenti che possono interferire con la digestione e il metabolismo tipico di questo gruppo sanguigno. Questo paragrafo esplorerà gli alimenti che dovrebbero essere limitati o evitati per le persone con gruppo sanguigno O, fornendo dettagli pratici e suggerimenti utili.

1. Cereali e Grani ad Alto Contenuto di Glutine

Per le persone con gruppo sanguigno O, i cereali e i grani
contenenti glutine, come il grano e l'orzo, possono causare
problemi digestivi e infiammatori. Il glutine può influire
negativamente sulla capacità del corpo di assorbire nutrienti e
può anche scatenare reazioni infiammatorie, che possono
compromettere il benessere generale.

- **Esempio Pratico:** Evita pane, pasta e prodotti da forno
  che contengono farina di grano e opta per alternative
  senza glutine come il riso o la quinoa. Ad esempio, una
  ricetta di riso integrale con verdure potrebbe essere un
  ottimo sostituto per un pranzo ricco e nutriente.

2. Latticini e Prodotti Caseari

Il gruppo sanguigno O può avere difficoltà a digerire i latticini
e i prodotti caseari. Questi alimenti possono causare problemi
gastrointestinali come gonfiore e gas, e possono anche
influenzare negativamente i livelli di energia e la salute
generale.

- **Esempio Pratico:** Sostituisci il latte e i formaggi con
  alternative non casearie, come latte di mandorla o di
  cocco. Prepara uno smoothie con latte di mandorla, frutti
  di bosco e una manciata di spinaci per una colazione
  gustosa e adatta al gruppo sanguigno O.

3. Legumi ad Alto Contenuto di Lectine

I legumi come le lenticchie, i fagioli rossi e i piselli contengono
lectine che possono essere problematiche per il gruppo
sanguigno O. Le lectine possono interferire con la digestione e
causare gonfiore e malessere.

- **Esempio Pratico:** Limita l'assunzione di legumi ad alto contenuto di lectine e preferisci opzioni come i fagioli neri, che possono essere meglio tollerati. Per un pasto leggero, prepara una zuppa di fagioli neri con verdure a foglia verde e spezie.

4. Alimenti Ricchi di Zuccheri e Carboidrati Raffinati

Gli zuccheri raffinati e i carboidrati ad alto indice glicemico possono influenzare negativamente il metabolismo del gruppo sanguigno O, contribuendo a fluttuazioni della glicemia e a un aumento di peso indesiderato.

- **Esempio Pratico:** Evita dolci, bevande zuccherate e snack ad alto contenuto di zucchero. Invece, opta per spuntini come frutta fresca o una manciata di noci, che forniscono energia senza causare picchi glicemici.

5. Verdure ad Alto Contenuto di Solanina

Alcune verdure della famiglia delle solanacee, come le patate, i pomodori e le melanzane, contengono solanina, una sostanza che può essere difficile da digerire per il gruppo sanguigno O e può contribuire a problemi gastrointestinali.

- **Esempio Pratico:** Riduci il consumo di patate e melanzane e sostituiscili con verdure a foglia verde come spinaci e cavolo riccio, che sono più facili da digerire e adatte per il gruppo sanguigno O.

6. Alcol e Bevande Caffeinate in Eccesso

L'alcol e le bevande caffeinate possono interferire con il metabolismo e causare disidratazione, specialmente per le persone con gruppo sanguigno O, che potrebbero essere più sensibili agli effetti di queste sostanze.

- **Esempio Pratico:** Limita l'assunzione di alcol e bevande caffeinate e preferisci acqua o tisane a base di erbe per mantenerti idratato e supportare il metabolismo.

7. Alimenti Adulterati e Processati

Gli alimenti altamente processati e adulterati spesso contengono additivi e conservanti che possono avere effetti negativi sulla digestione e sul metabolismo del gruppo sanguigno O. Questi ingredienti possono anche compromettere la qualità nutrizionale dei cibi.

- **Esempio Pratico:** Evita cibi confezionati e trasformati come snack salati e cibi pronti. Opta per alimenti freschi e preparati in casa, come insalate di verdure fresche e piatti cucinati con ingredienti naturali.

8. Alimenti Ricchi di Omega-6 e Grassi Trans

Gli alimenti ad alto contenuto di omega-6 e grassi trans, come alcuni oli vegetali e snack confezionati, possono causare infiammazione e interferire con il metabolismo.

- **Esempio Pratico:** Riduci l'uso di oli vegetali come l'olio di mais e preferisci oli più salutari come l'olio d'oliva o l'olio di cocco. Usa questi oli per cucinare e preparare i tuoi pasti in modo da sostenere la salute e il benessere.

Conclusione

Evitare questi alimenti può aiutare a mantenere il metabolismo del gruppo sanguigno O in equilibrio e prevenire problemi digestivi e infiammatori. Adottando un'alimentazione mirata e limitando gli alimenti che possono causare difficoltà, le persone con gruppo sanguigno O possono ottimizzare la loro salute e il loro benessere.

3. Alimenti Ideali per il Gruppo Sanguigno A

Il gruppo sanguigno A, noto per la sua predisposizione a uno stile di vita più vegetale e meno basato su proteine animali, beneficia di una dieta che enfatizza cibi freschi, vegetali e nutrienti. La dieta ideale per il gruppo sanguigno A è caratterizzata da una predominanza di alimenti vegetali, che supportano il metabolismo e promuovono un equilibrio generale. In questo paragrafo, esploreremo i principali alimenti consigliati per il gruppo sanguigno A, con dettagli su come integrarli nella dieta quotidiana.

1. Verdure a Foglia Verde e Ortaggi Freschi

Le verdure a foglia verde, come spinaci, cavolo riccio, bieta e lattuga, sono particolarmente benefiche per il gruppo sanguigno A. Questi ortaggi sono ricchi di vitamine, minerali e antiossidanti che supportano il sistema immunitario e la digestione.

- **Esempio Pratico:** Prepara un'insalata con spinaci freschi, cavolo riccio, pomodori e cetrioli. Condisci con una vinaigrette leggera a base di olio d'oliva e succo di limone per un pasto ricco di nutrienti e leggero. Aggiungi semi di chia o noci per un extra di omega-3.

2. Frutta Fresca e Frutti di Bosco

La frutta fresca, in particolare i frutti di bosco come mirtilli, lamponi e fragole, è un'ottima scelta per il gruppo sanguigno A. Questi frutti sono ricchi di antiossidanti, vitamine e fibre, e sono anche relativamente a basso indice glicemico.

- **Esempio Pratico:** Prepara una macedonia di frutti di bosco per uno spuntino nutriente o aggiungi una manciata di mirtilli al tuo yogurt naturale per una colazione sana e bilanciata.

3. Legumi e Proteine Vegetali

I legumi, come lenticchie, fagioli neri e ceci, sono eccellenti fonti di proteine vegetali per il gruppo sanguigno A. Sono anche ricchi di fibre e minerali come ferro e magnesio, che sono essenziali per il mantenimento della salute.

- **Esempio Pratico:** Crea una zuppa di lenticchie con pomodori, carote e sedano. Servi con una fetta di pane integrale per un pasto saziante e nutriente.

4. Cereali Integrali e Alimenti a Basso Indice Glicemico

Per il gruppo sanguigno A, i cereali integrali come quinoa, avena e farro sono preferibili ai cereali raffinati. Questi alimenti hanno un basso indice glicemico e aiutano a mantenere stabili i livelli di zucchero nel sangue.

- **Esempio Pratico:** Prepara una colazione a base di porridge di avena con frutta fresca e una spolverata di semi di lino. È un'opzione saziante e ricca di nutrienti che sostiene l'energia durante la giornata.

5. Tofu e Altri Sostituti della Carne

Il tofu e altri sostituti della carne a base vegetale sono raccomandati per il gruppo sanguigno A. Questi alimenti sono buone fonti di proteine e possono essere facilmente integrati in una dieta vegetariana o vegana.

- **Esempio Pratico:** Cuoci il tofu con verdure a scelta e una salsa a base di soia. Servi con riso integrale per un pasto equilibrato e ricco di proteine.

6. Semi e Noci

Semi di chia, semi di lino e noci sono ottime fonti di acidi grassi omega-3, che sono benefici per il cuore e per il sistema nervoso. Questi alimenti aiutano a mantenere l'equilibrio ormonale e supportano la salute del metabolismo.

- **Esempio Pratico:** Aggiungi una manciata di semi di chia al tuo yogurt o prepara un pudding di chia mescolando semi di chia con latte di mandorla e frutta fresca.

7. Alghe e Verdure Marine

Le alghe, come la spirulina e la clorella, sono ricche di minerali come iodio e ferro, e sono particolarmente utili per il gruppo sanguigno A. Questi alimenti possono supportare la funzione tiroidea e migliorare l'assorbimento dei nutrienti.

- **Esempio Pratico:** Prepara un'insalata con alghe nori e avocado. Condisci con una salsa leggera a base di aceto di riso e sesamo per un pasto nutriente e ricco di minerali.

8. Erbe e Spezie Benefiche

Le erbe e spezie come curcuma, zenzero e aglio non solo aggiungono sapore ai tuoi piatti, ma offrono anche benefici anti-infiammatori e antiossidanti. Sono particolarmente utili per migliorare la digestione e sostenere il sistema immunitario.

- **Esempio Pratico:** Aggiungi un pizzico di curcuma alla tua zuppa di verdure o prepara un tè allo zenzero per un effetto calmante e anti-infiammatorio.

Conclusione

Integrare questi alimenti nella dieta quotidiana può aiutare le persone con gruppo sanguigno A a mantenere l'equilibrio metabolico e a promuovere la salute generale. Adottando un'alimentazione ricca di cibi vegetali, proteine vegetali e cereali integrali, è possibile ottimizzare il benessere e prevenire problemi di salute.

4. Alimenti da Evitare per il Gruppo Sanguigno A

Il gruppo sanguigno A, con la sua predisposizione per una dieta più vegetale e meno basata su proteine animali, richiede una particolare attenzione nella scelta degli alimenti. Alcuni cibi, infatti, possono interferire con il metabolismo specifico di questo gruppo sanguigno, rallentare la digestione e influenzare negativamente il benessere generale. In questo paragrafo, esploreremo quali alimenti evitare per ottimizzare la salute e il benessere per chi ha il gruppo sanguigno A.

1. Carne Rossa e Prodotti a Base di Carne

Per il gruppo sanguigno A, le carni rosse come manzo e maiale sono considerate problematiche. Questi alimenti possono risultare difficili da digerire e aumentare l'infiammazione, rallentando il metabolismo e contribuendo a problemi di salute come l'aumento del colesterolo e la pressione alta.

- **Esempio Pratico:** Sostituisci la carne rossa con alternative più adatte, come tofu o legumi. Per una cena, prova a preparare un curry di lenticchie con verdure, che è sia ricco di proteine che facilmente digeribile.

2. Latticini e Prodotti Caseari

I latticini, inclusi latte, formaggi e yogurt, possono essere problematici per il gruppo sanguigno A. Questi prodotti possono causare problemi digestivi, come gonfiore e mal di stomaco, e sono spesso difficili da assimilare.

- **Esempio Pratico:** Sostituisci i latticini con alternative vegetali, come il latte di mandorla o il formaggio vegano a base di anacardi. Per una colazione alternativa, prepara un porridge di avena con latte di mandorla e frutta fresca.

3. Grani Raffinati e Prodotti da Forno

Gli alimenti realizzati con grani raffinati, come pane bianco e pasta tradizionale, sono meno salutari per il gruppo sanguigno A. Questi alimenti possono causare picchi di zucchero nel sangue e contribuire a problemi digestivi.

- **Esempio Pratico:** Opta per cereali integrali come quinoa, farro o riso integrale. Prepara una insalata di quinoa con verdure fresche e una vinaigrette leggera per un pasto equilibrato e nutriente.

4. Cibi Ad Alto Contenuto di Glutine

Alcuni individui con gruppo sanguigno A possono trovare difficile digerire il glutine, una proteina presente nel grano, orzo e segale. Questo può portare a gonfiore e disagio addominale.

- **Esempio Pratico:** Scegli alternative senza glutine come farina di riso o di mais. Prova a preparare pancake di farina di riso con frutta fresca e una spruzzata di sciroppo d'acero per una colazione gustosa e adatta.

5. Alimenti Processati e Con Additivi Chimici

Gli alimenti altamente processati e quelli contenenti additivi chimici, come conservanti e coloranti, possono essere dannosi per il gruppo sanguigno A. Questi ingredienti possono influire negativamente sul sistema digestivo e sul metabolismo.

- **Esempio Pratico:** Riduci il consumo di cibi confezionati e opta per cibi freschi e preparati in casa. Per uno spuntino, prepara delle barre energetiche fatte in casa con avena, frutta secca e semi.

6. Alcol e Bevande Zuccherate

L'alcol e le bevande zuccherate possono essere particolarmente problematici per il gruppo sanguigno A, poiché possono influire negativamente sul metabolismo e sull'equilibrio della glicemia.

- **Esempio Pratico:** Sostituisci le bevande zuccherate con acqua aromatizzata naturalmente, come acqua con fettine di limone o cetriolo. Per una bevanda serale, prepara una tisana alla camomilla che può aiutare a rilassare il sistema digestivo.

7. Alcuni Tipi di Frutta e Verdura

Alcuni tipi di frutta e verdura, come pomodori e peperoni, possono causare reazioni infiammatorie nel gruppo sanguigno A. Questi alimenti, se consumati in eccesso, possono aggravare condizioni come l'irritazione gastrica.

- **Esempio Pratico:** Sostituisci i pomodori con carote o zucchine nelle tue insalate e piatti principali. Prepara una zuppa di zucchine e patate dolci per un pasto leggero e delicato.

8. Cibi Ricchi di Sale e Zuccheri Aggiunti

Cibi ad alto contenuto di sale e zuccheri aggiunti possono contribuire a problemi di salute come l'ipertensione e la resistenza all'insulina, particolarmente problematici per chi ha il gruppo sanguigno A.

- **Esempio Pratico:** Evita snack salati e dolci confezionati. Per uno spuntino sano, opta per una manciata di noci non salate o una mela affettata con burro di mandorle.

Conclusione

Evitare questi alimenti può aiutare a mantenere l'equilibrio metabolico e a migliorare la salute generale per chi ha il gruppo sanguigno A. Adottando un'alimentazione più incentrata su cibi freschi, vegetali e a basso contenuto di additivi, si possono ottenere benefici significativi per il benessere e la digestione.

5. Alimenti Ideali per il Gruppo Sanguigno B

Il gruppo sanguigno B, noto per la sua versatilità metabolica e la capacità di adattarsi a una dieta più diversificata, può trarre grandi benefici dall'inclusione di una varietà di alimenti. Tuttavia, alcuni cibi sono particolarmente consigliati per questo gruppo sanguigno per ottimizzare la digestione, il metabolismo e il benessere generale. In questo paragrafo, esploreremo quali alimenti sono ideali per il gruppo sanguigno B e come integrarli nella tua dieta quotidiana.

1. Carne Magra e Pesce

Il gruppo sanguigno B è particolarmente compatibile con le carni magre e i pesci. La carne di manzo, agnello, tacchino e pollo sono buone fonti di proteine e nutrienti essenziali, mentre il pesce come salmone, trota e sardine forniscono acidi grassi omega-3 benefici per il cuore.

- **Esempio Pratico:** Prepara una cena a base di petto di pollo grigliato con contorno di verdure al vapore. Per un pranzo veloce, puoi fare una insalata di salmone affumicato con avocado e spinaci.

2. Latticini a Basso Contenuto di Grassi

A differenza di alcuni gruppi sanguigni, il gruppo B può tollerare i latticini meglio, ma è consigliabile scegliere quelli a basso contenuto di grassi. Latte, yogurt e formaggi magri possono essere integrati nella dieta senza compromettere la salute.

- **Esempio Pratico:** Usa yogurt greco senza zucchero come base per frullati o come spuntino con una manciata di frutti di bosco. Per la colazione, prepara una ciotola di latte di mandorla con cereali integrali e un po' di miele.

3. Verdure a Foglia Verde e Ortaggi

Le verdure a foglia verde, come spinaci, cavolo riccio e lattuga, sono ottime per il gruppo sanguigno B. Questi ortaggi sono ricchi di vitamine, minerali e fibre, che supportano una digestione sana e un metabolismo equilibrato.

- **Esempio Pratico:** Crea un'insalata ricca con spinaci, cavolo riccio, cetrioli e peperoni, condita con olio d'oliva e limone. Per una cena leggera, prepara un contorno di cavolo al vapore con un pizzico di pepe nero e una spruzzata di succo di limone.

4. Frutta Fresca e Bacche

Le persone con gruppo sanguigno B possono beneficiare di una varietà di frutti freschi e bacche. Mele, pere, banane, e frutti di bosco come mirtilli e fragole sono ottime scelte per il loro contenuto di vitamine e antiossidanti.

- **Esempio Pratico:** Per uno spuntino sano, prova una mela affettata con un cucchiaio di burro di mandorle. Prepara una macedonia di frutta con pere, mirtilli e un po' di succo d'arancia per una colazione nutriente.

5. Cereali e Legumi

Il gruppo sanguigno B può includere cereali e legumi nella propria dieta, come riso integrale, orzo, fagioli e lenticchie. Questi alimenti forniscono energia sostenibile e sono ricchi di fibre e proteine.

- **Esempio Pratico:** Cucina un piatto di riso integrale con fagioli neri e verdure miste. Per un pranzo veloce, prepara una zuppa di lenticchie con pomodori e carote.

6. Noci e Semi

Noci e semi, come mandorle, noci e semi di lino, sono eccellenti fonti di grassi salutari e possono essere facilmente incorporati nella dieta del gruppo sanguigno B.

- **Esempio Pratico:** Usa semi di lino macinati come aggiunta ai tuoi frullati o come condimento per le insalate. Prepara uno snack di noci miste per un'alternativa sana e saziante.

7. Spezie e Erbe Aromatiche

Le spezie e le erbe aromatiche, come zenzero, curcuma e rosmarino, sono utili per il gruppo sanguigno B. Questi ingredienti possono contribuire a una migliore digestione e a un sistema immunitario più forte.

- **Esempio Pratico:** Aggiungi zenzero fresco grattugiato a una zuppa di verdure per un tocco di sapore e benefici per la digestione. Usa curcuma in polvere per insaporire un piatto di riso integrale o una marinata per carne magra.

8. Oli e Grassi Salutari

Oli come l'olio d'oliva e l'olio di cocco sono ottimi per il gruppo sanguigno B, in quanto offrono grassi salutari e supportano la salute cardiovascolare.

- **Esempio Pratico:** Usa olio d'oliva per condire insalate e cucinare le verdure. Per una marinatura, mescola olio di cocco con spezie e applicalo su pollo o pesce prima della cottura.

Conclusione

Incorporare questi alimenti ideali nella dieta quotidiana del gruppo sanguigno B può migliorare la digestione, sostenere il metabolismo e contribuire al benessere generale. Sperimenta con queste opzioni alimentari per creare pasti bilanciati e nutrienti che soddisfino le esigenze specifiche del tuo gruppo sanguigno.

6. Alimenti da Evitare per il Gruppo Sanguigno B

Il gruppo sanguigno B, con la sua notevole flessibilità metabolica, può gestire una dieta relativamente varia rispetto ad altri gruppi sanguigni. Tuttavia, ci sono alcuni alimenti che possono interferire con il metabolismo e il benessere di chi appartiene a questo gruppo sanguigno. In questo paragrafo, esploreremo quali alimenti evitare per ottimizzare la salute e come gestire le possibili reazioni avverse.

1. Cereali e Grani Contenenti Glutine

Le persone con gruppo sanguigno B possono avere difficoltà a digerire i cereali contenenti glutine, come il grano, l'orzo e il segale. Questi cereali possono causare infiammazioni e problemi digestivi, influenzando negativamente l'assorbimento dei nutrienti.

- **Esempio Pratico:** Evita di consumare prodotti da forno a base di farina di grano, come pane e pasta, e opta invece per alternative senza glutine come riso integrale o quinoa. Se ti piace la pasta, scegli quella a base di riso o mais.

2. Legumi Specifici

Alcuni legumi, come le lenticchie, i fagioli rossi e i ceci, possono risultare problematici per il gruppo sanguigno B. Questi alimenti possono interferire con la digestione e causare gonfiore e gas, riducendo l'efficacia del metabolismo.

- **Esempio Pratico:** Riduci il consumo di zuppe e stufati a base di legumi problematici. In alternativa, prepara un'insalata di legumi con fagioli neri o fagioli adatti per il gruppo sanguigno B, come i fagioli bianchi.

3. Pollame e Carne di Maiale

Anche se il gruppo sanguigno B può tollerare diverse carni, è consigliabile evitare il pollame e la carne di maiale. Questi tipi di carne possono contenere proteine e sostanze che potrebbero interferire con il metabolismo e il sistema immunitario.

- **Esempio Pratico:** Sostituisci il pollo con carne di manzo magra o pesce come il salmone. Prepara stufati e arrosti usando carne di agnello o manzo, evitando il pollo e la carne di maiale.

4. Prodotti Lattiero-caseari con Lattosio

Anche se i latticini sono generalmente ben tollerati dal gruppo sanguigno B, è importante limitare il consumo di prodotti lattiero-caseari contenenti lattosio, come il latte intero e alcuni formaggi stagionati. Questi alimenti possono causare disturbi digestivi e gonfiore.

- **Esempio Pratico:** Preferisci yogurt greco o latte senza lattosio e scegli formaggi freschi o a basso contenuto di lattosio. Evita di usare latte intero nei frullati e nei caffè, optando per latte di mandorla o di soia.

5. Verdure Crucifere

Le verdure crucifere come broccoli, cavolfiori e cavoli possono contenere composti che influenzano la digestione e l'assorbimento degli iodio, importanti per la funzione tiroidea e il metabolismo. Per alcuni individui del gruppo B, queste verdure possono causare problemi digestivi.

- **Esempio Pratico:** Limita il consumo di broccoli e cavolfiori nella tua dieta. Invece, includi verdure come zucchine, peperoni e carote, che sono più facili da digerire per il gruppo sanguigno B.

6. Alimenti con Adattamenti di Zucchero

Gli zuccheri raffinati e i dolcificanti artificiali possono avere un impatto negativo sul metabolismo del gruppo sanguigno B. Questi alimenti possono causare picchi di zucchero nel sangue e influire negativamente sull'energia e sul benessere generale.

- **Esempio Pratico:** Evita bevande gassate e dolci confezionati, sostituendoli con frutta fresca o dolcificanti naturali come il miele in piccole quantità. Per i dessert, preferisci opzioni a base di frutta o yogurt naturale.

7. Alimenti Fritti e Grassi Saturi

Gli alimenti fritti e ad alto contenuto di grassi saturi possono contribuire a problemi di digestione e infiammazione. Questi alimenti sono pesanti per il sistema digestivo e possono influenzare negativamente il metabolismo.

- **Esempio Pratico:** Riduci il consumo di cibi fritti come patatine e pollo fritto. Opta per metodi di cottura più sani come grigliare, cuocere al forno o al vapore. Utilizza oli vegetali salutari come l'olio d'oliva invece di burro o margarina.

8. Cibi Processati e Confezionati

Gli alimenti altamente processati e confezionati contengono spesso additivi, conservanti e ingredienti artificiali che possono interferire con il metabolismo e la salute generale del gruppo sanguigno B.

- **Esempio Pratico:** Evita cibi preconfezionati come snack confezionati e pasti surgelati. Scegli cibi freschi e preparati in casa, come insalate, zuppe e piatti a base di ingredienti naturali.

Conclusione

Evitare questi alimenti problematici può aiutare a mantenere l'equilibrio metabolico e a promuovere un benessere ottimale per chi appartiene al gruppo sanguigno B. Adattare la tua dieta per escludere questi cibi e sostituirli con alternative più salutari può migliorare notevolmente la tua salute e il tuo livello di energia.

7. Alimenti Ideali per il Gruppo Sanguigno AB

Il gruppo sanguigno AB, il più raro dei gruppi sanguigni, ha caratteristiche metaboliche uniche che influenzano le scelte alimentari ideali. Questo gruppo sanguigno combina tratti dei gruppi sanguigni A e B, il che significa che le persone con gruppo AB devono seguire una dieta equilibrata e variegata per ottimizzare la loro salute. Ecco un approfondimento sugli alimenti ideali per il gruppo sanguigno AB e suggerimenti pratici per integrarli nella tua dieta quotidiana.

1. Proteine Magre e Variegate

Il gruppo sanguigno AB beneficia di fonti di proteine magre che variano tra animali e vegetali. Le carni magre come il tacchino e l'agnello sono ottime opzioni. Tuttavia, rispetto ad altri gruppi sanguigni, le persone con gruppo AB possono anche tollerare bene il pesce e i frutti di mare.

- **Esempio Pratico:** Prepara piatti come tacchino arrosto con verdure al vapore o salmone alla griglia. Per i pasti a base di pesce, prova preparazioni semplici come il pesce al forno con erbe aromatiche. Include anche tofu e tempeh come fonti di proteine vegetali nelle insalate o nei wok.

2. Verdure a Foglia Verde e Ortaggi Vari

Le verdure a foglia verde e altri ortaggi sono altamente raccomandati per il gruppo sanguigno AB. Spinaci, cavolo riccio e bietole sono particolarmente benefici e forniscono vitamine e minerali essenziali senza causare problemi digestivi.

- **Esempio Pratico:** Prepara insalate miste con spinaci freschi, bietole e rucola, condite con olio d'oliva e limone. Utilizza questi ortaggi come base per zuppe e stufati o come contorni nutrienti ai pasti principali.

3. Frutta Fresca e Variegata

Il gruppo sanguigno AB può beneficiare di una varietà di frutta fresca, che offre vitamine e antiossidanti senza compromettere il metabolismo. Frutti come mirtilli, mele e pere sono particolarmente utili.

- **Esempio Pratico:** Fai uno spuntino con una mela o una pera, o prepara un frullato con mirtilli e yogurt naturale. Le insalate di frutta con una selezione di frutti freschi sono anche ottime per un dessert salutare.

4. Cereali Integrali e Grani Non Glutinosi

I cereali integrali come il riso integrale e l'avena sono buone scelte per il gruppo sanguigno AB. Tuttavia, è consigliabile evitare i grani contenenti glutine se noti che influenzano la digestione.

- **Esempio Pratico:** Sostituisci il pane bianco con pane integrale o di segale. Per colazione, prova una ciotola di avena con frutta e noci. Se hai bisogno di una fonte di carboidrati per il pranzo o la cena, opta per riso integrale o quinoa.

5. Latticini con Basso Contenuto di Lattosio

I latticini possono essere inclusi nella dieta del gruppo sanguigno AB, ma è preferibile scegliere quelli a basso contenuto di lattosio o senza lattosio per facilitare la digestione. Formaggi freschi come la ricotta e lo yogurt greco sono buone opzioni.

- **Esempio Pratico:** Utilizza yogurt greco come base per frullati o come spuntino con frutta. Per i pasti, aggiungi ricotta o formaggio di capra a insalate e piatti a base di pasta.

6. Noci e Semi

Noci e semi sono eccellenti per il gruppo sanguigno AB, offrendo acidi grassi essenziali e proteine. Semi di lino, semi di chia e mandorle possono essere inclusi regolarmente.

- **Esempio Pratico:** Fai uno spuntino con una piccola manciata di mandorle o aggiungi semi di chia ai tuoi frullati e yogurt. Per un tocco croccante alle insalate, cospargi con semi di lino tostati.

7. Erbe Aromatiche e Spezie

Le erbe aromatiche e le spezie non solo migliorano il sapore dei piatti ma offrono anche benefici per la salute. Erbe come il basilico, il prezzemolo e la curcuma possono essere particolarmente vantaggiose.

- **Esempio Pratico:** Usa erbe fresche come il basilico per aromatizzare le insalate e i piatti di pasta. Aggiungi curcuma ai curry o alle zuppe per le sue proprietà antinfiammatorie.

8. Beverages e Supplementi

Per il gruppo sanguigno AB, le bevande a base di erbe come il
tè verde possono essere particolarmente utili, e i supplementi
come il probiotico possono favorire la salute digestiva.

- **Esempio Pratico:** Includi tè verde o tè alla menta nei
  tuoi spuntini pomeridiani. Considera l'assunzione di un
  probiotico giornaliero per sostenere la digestione.

Conclusione

Integrare questi alimenti ideali nella dieta quotidiana può
aiutare a mantenere l'equilibrio metabolico e promuovere un
benessere ottimale per chi appartiene al gruppo sanguigno AB.
Con scelte alimentari ben bilanciate e variate, è possibile
ottimizzare la salute e migliorare il livello di energia.

8. Alimenti da Evitare per il Gruppo Sanguigno AB

Per mantenere un equilibrio ottimale della salute e favorire un
metabolismo efficiente, è fondamentale evitare alcuni alimenti
che possono influire negativamente sul benessere delle persone
con gruppo sanguigno AB. Questo gruppo sanguigno ha
caratteristiche uniche che lo rendono più sensibile ad alcuni
cibi, che potrebbero interferire con la digestione e
l'assorbimento dei nutrienti. Ecco un'analisi dettagliata degli
alimenti da evitare e suggerimenti pratici su come adattare la
tua dieta per il gruppo sanguigno AB.

1. Carni Rosse e Lavorate

Le carni rosse, come manzo e maiale, e i prodotti a base di
carne lavorata, come salumi e insaccati, possono essere
problematici per chi ha il gruppo sanguigno AB. Questi
alimenti tendono a rallentare la digestione e possono causare
infiammazioni nel corpo, specialmente se consumati in grandi
quantità.

- **Esempio Pratico:** Riduci il consumo di hamburger di
  manzo e bacon. Sostituisci le carni rosse con fonti di
  proteine più leggere come tacchino e pesce, che sono
  meglio tollerati dal gruppo sanguigno AB. Opta per
  ricette che utilizzano pollame e pesce come base, per
  esempio, un'insalata di pollo grigliato o una zuppa di
  pesce.

2. Grani Contenenti Glutine

Le persone con gruppo sanguigno AB possono avere una
sensibilità al glutine, che può causare problemi digestivi e
influire negativamente sulla salute intestinale. Grani come il
frumento, l'orzo e la segale dovrebbero essere evitati, poiché
possono contribuire a gonfiore e disagio addominale.

- **Esempio Pratico:** Evita pane e pasta realizzati con
  farina di frumento. Sostituiscili con alternative senza
  glutine come pane di riso integrale o pasta di quinoa. Per
  colazione, scegli fiocchi di avena senza glutine o cereali
  a base di riso.

3. Latticini Interi e Formaggi Duri

I latticini interi e i formaggi duri possono essere difficili da digerire per chi ha il gruppo sanguigno AB. Il latte intero e i formaggi stagionati come il cheddar e il parmigiano possono causare gonfiore e disagio, specialmente se consumati in eccesso.

- **Esempio Pratico:** Opta per latticini a basso contenuto di lattosio come yogurt greco e ricotta. Considera anche l'uso di latte vegetale, come quello di mandorla o di riso, come alternativa al latte vaccino. Utilizza formaggi freschi come la mozzarella e il caprino in piccole quantità.

4. Legumi Come Fagioli e Lenticchie

I legumi, in particolare fagioli e lenticchie, possono essere difficili da digerire per le persone con gruppo sanguigno AB. Questi alimenti possono causare gonfiore e disturbi gastrointestinali, rendendo scomodo il loro consumo regolare.

- **Esempio Pratico:** Evita zuppe e stufati che contengono fagioli e lenticchie. Sostituisci questi ingredienti con verdure a foglia verde e radici come carote e zucchine, che sono più facili da digerire per il gruppo sanguigno AB.

5. Cibi Ricchi di Zuccheri Raffinati

Gli zuccheri raffinati e i cibi ad alto contenuto di zucchero possono influire negativamente sul metabolismo e sul livello di energia per chi ha il gruppo sanguigno AB. Questi alimenti possono contribuire a picchi di zucchero nel sangue e a problemi digestivi.

- **Esempio Pratico:** Limita il consumo di dolci, bibite zuccherate e snack confezionati. Opta per alternative più sane come frutta fresca o frutta secca senza zuccheri aggiunti. Utilizza dolcificanti naturali come il miele in moderazione.

6. Alimenti ad Alto Contenuto di Sodio

Cibi ad alto contenuto di sodio, come snack salati e cibi in scatola, possono causare ritenzione idrica e gonfiore. È meglio evitare alimenti trasformati e confezionati che sono spesso ricchi di sodio.

- **Esempio Pratico:** Riduci l'uso di sale da cucina e sostituiscilo con erbe aromatiche e spezie per insaporire i tuoi piatti. Evita cibi pronti e snack salati come patatine e popcorn al burro. Opta per alimenti freschi e cucinati in casa, dove puoi controllare il contenuto di sodio.

7. Bevande Caffeinate e Alcoliche

Le bevande caffeinate e alcoliche possono influire negativamente sul sistema digestivo e sul metabolismo per il gruppo sanguigno AB. L'eccesso di caffeina può causare nervosismo e disturbi del sonno, mentre l'alcol può interferire con l'assorbimento dei nutrienti.

- **Esempio Pratico:** Limita il consumo di caffè e bevande energetiche. Preferisci tè alle erbe come la camomilla o il tè verde decaffeinato. Riduci l'assunzione di alcol e scegli opzioni più leggere come il vino bianco se decidi di bere.

8. Cibi Fritti e Grassi Saturi

I cibi fritti e ricchi di grassi saturi possono appesantire il sistema digestivo e contribuire a problemi di salute come l'ipercolesterolemia. È preferibile evitare cibi che contengono grassi trans e oli idrogenati.

- **Esempio Pratico:** Evita fritti come patatine e pollo impanato. Sostituisci i metodi di cottura con quelli più salutari come la grigliatura o la cottura al forno. Utilizza oli salutari come l'olio d'oliva o di avocado per cucinare e condire.

Conclusione

Adattare la tua dieta per evitare questi alimenti può aiutare a mantenere l'equilibrio metabolico e a ottimizzare il benessere per chi ha il gruppo sanguigno AB. Sostituendo gli alimenti problematici con alternative salutari, è possibile migliorare la digestione e la salute generale.

VI. Strutturare la Tua Dieta: Linee Guida per Ogni Gruppo

1. Pianificazione dei Pasti per il Gruppo Sanguigno O

La pianificazione dei pasti per chi appartiene al gruppo sanguigno O richiede un'attenzione particolare alle esigenze metaboliche e digestive tipiche di questo gruppo. I soggetti con gruppo sanguigno O, spesso definiti come "cacciatori" in riferimento alle teorie evolutive, possiedono un sistema digestivo robusto, ottimizzato per l'elaborazione di proteine animali. Questo rende essenziale la focalizzazione su un'alimentazione ricca di carne magra, pesce, e verdure, riducendo al minimo cereali e latticini che possono essere più difficili da digerire e meno benefici per la salute generale.

Selezione delle Proteine

Il gruppo O beneficia enormemente da una dieta ad alto contenuto proteico. Carni magre come manzo, agnello, e pollame dovrebbero costituire la base dell'alimentazione quotidiana. È consigliabile consumare porzioni moderate di carne (circa 150-200 grammi per pasto) almeno una volta al giorno. Il pesce, particolarmente quello ricco di omega-3 come salmone e tonno, è un'altra fonte eccellente di proteine, da includere nella dieta due o tre volte alla settimana.

Esempio pratico: Per il pranzo, si potrebbe preparare una porzione di petto di pollo alla griglia con un contorno di spinaci saltati in padella. Per la cena, un filetto di salmone al forno con asparagi e una piccola insalata verde rappresenta un pasto bilanciato che rispetta le esigenze del gruppo O.

Evitare i Cereali e i Latticini

I cereali, in particolare quelli contenenti glutine come il frumento, non sono facilmente tollerati da chi ha il gruppo sanguigno O. Il glutine può interferire con il metabolismo e portare a problemi digestivi. Per questo motivo, è preferibile limitare o evitare del tutto pane, pasta e altri prodotti a base di grano. Al loro posto, si possono consumare alternative come quinoa o riso integrale, ma sempre in porzioni moderate.

I latticini rappresentano un altro gruppo di alimenti problematico per gli individui con gruppo O, poiché possono causare infiammazioni e rallentare la digestione. È consigliabile sostituire il latte vaccino con latte vegetale, come quello di mandorla o di cocco, e ridurre al minimo il consumo di formaggi.

Tecnica pratica: Invece di un classico toast a colazione, si può optare per un frullato proteico a base di latte di mandorla, frutti di bosco, e una porzione di proteine in polvere, che fornisce energia senza compromettere il sistema digestivo.

Importanza delle Verdure

Le verdure dovrebbero essere una componente fondamentale della dieta del gruppo O. In particolare, le verdure a foglia verde scura come spinaci, bietole e cavolo riccio sono altamente consigliate. Queste verdure sono ricche di nutrienti e aiutano a mantenere un equilibrio alcalino nel corpo, contrastando l'acidità che può derivare da un elevato consumo di proteine animali.

Esempio pratico: Integrare una varietà di verdure nella dieta quotidiana è semplice. Per esempio, una cena può includere una porzione di broccoli al vapore conditi con olio d'oliva e aglio, accompagnando un filetto di carne magra.

Spuntini e Idratazione

Per il gruppo sanguigno O, gli spuntini dovrebbero essere semplici e mirati. Frutta fresca come mele, pere, e frutti di bosco sono ottime opzioni per spezzare la fame tra i pasti principali. Noci e semi, come mandorle e semi di zucca, sono eccellenti fonti di grassi sani e possono essere consumati in piccole quantità.

L'idratazione è essenziale per il benessere generale e per supportare un metabolismo attivo. L'acqua dovrebbe essere la bevanda principale, con un consumo giornaliero di almeno otto bicchieri. Le tisane, come quelle a base di zenzero o menta, possono essere utili per migliorare la digestione e mantenere il corpo idratato.

Tecnica pratica: Portare con sé uno snack sano, come una manciata di mandorle e una mela, è un ottimo modo per evitare il cibo spazzatura durante la giornata. Inoltre, una bottiglia d'acqua sempre a portata di mano assicura che si raggiunga l'obiettivo di idratazione quotidiano.

Esempio di Pianificazione Settimanale

Per chi segue la dieta del gruppo O, la pianificazione settimanale dei pasti può includere una rotazione di proteine magre e verdure, evitando cereali e latticini. Ecco un esempio di menù settimanale:

- **Lunedì:** Colazione con uova strapazzate e spinaci; pranzo con insalata di pollo alla griglia; cena con filetto di manzo e broccoli.

- **Martedì:** Colazione con frullato di proteine e frutti di bosco; pranzo con salmone al forno e asparagi; cena con petto di pollo e zucchine grigliate.

- **Mercoledì:** Colazione con yogurt di cocco e noci; pranzo con insalata di tonno; cena con agnello e cavolfiore al vapore.

Questo schema può essere adattato secondo le preferenze personali e la disponibilità degli ingredienti, sempre rispettando le linee guida generali per il gruppo sanguigno O.

2. Creare Menu Bilanciati per il Gruppo Sanguigno A

La pianificazione di menu bilanciati per individui con gruppo sanguigno A richiede un approccio orientato verso una dieta prevalentemente vegetariana, con un'enfasi su alimenti freschi, biologici e poco elaborati. Gli individui con questo gruppo sanguigno, spesso definiti come "coltivatori" secondo la teoria dei gruppi sanguigni, tendono a beneficiare di un'alimentazione ricca di verdure, legumi, cereali integrali e una moderata quantità di proteine vegetali. La digestione lenta e l'acidità gastrica ridotta, tipiche del gruppo A, rendono meno indicati i prodotti animali, in particolare le carni rosse, che possono essere difficili da digerire e possono compromettere il benessere generale.

Proteine Vegetali: La Base della Dieta

Per il gruppo sanguigno A, le proteine vegetali dovrebbero costituire la base del piano alimentare. Fonti come legumi (fagioli, lenticchie, ceci) e prodotti a base di soia (tofu, tempeh) sono eccellenti opzioni che forniscono aminoacidi essenziali senza sovraccaricare il sistema digestivo. Le proteine vegetali non solo aiutano a mantenere l'energia durante la giornata, ma supportano anche la funzione immunitaria, che può essere più delicata negli individui di questo gruppo.

Esempio pratico: Un pranzo bilanciato potrebbe includere una zuppa di lenticchie con verdure, accompagnata da una porzione di quinoa e un'insalata di spinaci freschi. La combinazione di legumi e cereali integrali fornisce proteine complete e fibre, essenziali per la salute digestiva.

Verdure: Il Fulcro del Menu

Le verdure sono fondamentali per la dieta del gruppo sanguigno A, offrendo vitamine, minerali e fitonutrienti essenziali. Le verdure a foglia verde (come spinaci, cavoli e bietole) dovrebbero essere consumate quotidianamente, mentre altri vegetali come carote, broccoli, e peperoni aggiungono varietà e sostanze nutritive importanti. Poiché il gruppo A tende ad avere un sistema immunitario più sensibile, è preferibile scegliere verdure biologiche per ridurre l'esposizione a pesticidi e sostanze chimiche.

Tecnica pratica: Durante la preparazione dei pasti, un buon consiglio è quello di riempire metà del piatto con verdure di diversi colori. Per esempio, una cena potrebbe includere una porzione di broccoli al vapore con un'insalata di rucola e carote, il tutto condito con olio d'oliva extravergine e succo di limone.

Cereali Integrali: Sostegno Energetico

I cereali integrali come riso integrale, avena, miglio e farro sono raccomandati per il gruppo A poiché forniscono energia sostenibile, fibre e nutrienti essenziali come il magnesio. È importante consumarli in quantità moderate, preferendo quelli meno raffinati per mantenere stabile il livello di zuccheri nel sangue. Il glutine, presente nel grano, può essere tollerato meglio dal gruppo A rispetto ad altri gruppi sanguigni, ma è comunque consigliabile limitarne il consumo, sostituendolo quando possibile con cereali senza glutine.

Esempio pratico: A colazione, si può optare per un porridge di avena cotto con latte di mandorla, arricchito con frutta fresca e semi di chia. Questo piatto fornisce una combinazione di carboidrati complessi, proteine e grassi sani, perfetto per iniziare la giornata con energia.

Frutta e Frutta Secca: Un Aggiunta Salutare

La frutta fresca, in particolare quella ricca di vitamina C come agrumi, kiwi e fragole, è altamente benefica per il gruppo A. La vitamina C aiuta a rafforzare il sistema immunitario e supporta la salute della pelle. Anche la frutta secca, come mandorle e noci, può essere integrata nella dieta, ma con moderazione, poiché è calorica e può essere difficile da digerire in grandi quantità.

Tecnica pratica: Per uno spuntino sano, si può preparare una macedonia con arancia, mela e kiwi, con l'aggiunta di un cucchiaio di semi di lino macinati, che forniscono acidi grassi omega-3 benefici per la salute cardiovascolare.

Idratazione e Bevande

Gli individui con gruppo sanguigno A dovrebbero prestare attenzione all'idratazione, preferendo acqua naturale, tè verde e tisane come il tè di camomilla e il tè di ginseng, che possono aiutare a ridurre lo stress e migliorare la digestione. Le bevande come il caffè dovrebbero essere limitate poiché possono aumentare l'acidità e lo stress sul sistema digestivo. Anche i succhi di frutta devono essere consumati con moderazione, preferendo quelli freschi e diluiti con acqua.

Esempio pratico: Durante la giornata, si potrebbe sorseggiare una tisana al finocchio, particolarmente utile per migliorare la digestione e prevenire il gonfiore addominale. Per chi preferisce una bevanda calda al mattino, un tè verde può essere un'ottima alternativa al caffè.

Esempio di Menu Settimanale

Un menu settimanale per il gruppo sanguigno A potrebbe includere pasti a base di verdure, legumi e cereali integrali, evitando carni rosse e latticini. Ecco un esempio:

- **Lunedì:** Colazione con porridge di avena e frutta fresca; pranzo con insalata di tofu e spinaci; cena con zuppa di verdure e lenticchie.

- **Martedì:** Colazione con smoothie verde a base di spinaci, banana e latte di mandorla; pranzo con farro e verdure grigliate; cena con tempeh saltato con broccoli e riso integrale.

Questo piano settimanale fornisce una base nutrizionale equilibrata e adatta alle esigenze specifiche del gruppo sanguigno A, sostenendo una salute ottimale e un benessere generale.

3. Ricette e Strategie Alimentari per il Gruppo Sanguigno B

Il gruppo sanguigno B, noto come il "nomade" nella teoria dei gruppi sanguigni, possiede un metabolismo versatile che può adattarsi a una varietà di alimenti. Tuttavia, per ottimizzare la salute e il benessere, è essenziale seguire una dieta bilanciata che valorizzi le preferenze e le restrizioni specifiche di questo gruppo sanguigno. I soggetti con gruppo B possono beneficiare di una dieta che include una gamma di alimenti animali e vegetali, con alcune considerazioni particolari per ottimizzare il metabolismo e mantenere l'equilibrio nutrizionale.

Proteine Animali: Fonte di Energia

Le persone con gruppo sanguigno B possono includere una vasta gamma di proteine animali nella loro dieta, a condizione che si scelgano fonti di alta qualità e si moderi il consumo di carni rosse e lavorate. Le carni bianche, come pollo e tacchino, e i pesci magri, come salmone e merluzzo, sono particolarmente adatti. Inoltre, i latticini sono generalmente ben tollerati, ma è importante preferire versioni non pastorizzate e a basso contenuto di grassi quando possibile.

Esempio pratico: Per una cena nutriente e bilanciata, puoi preparare petto di pollo al forno con erbe aromatiche, accompagnato da una porzione di quinoa e un contorno di verdure grigliate come zucchine e peperoni. Questo piatto offre una combinazione di proteine di alta qualità e carboidrati complessi, ideali per sostenere il livello di energia e mantenere stabile la glicemia.

Verdure e Cereali: Varietà e Nutrizione

Il gruppo sanguigno B beneficia di una dieta che include una
varietà di verdure e cereali, con alcune preferenze specifiche.
Le verdure a foglia verde, come spinaci e cavoli, sono
eccellenti per il loro contenuto di vitamine e minerali, mentre
cereali come avena, riso e farro forniscono energia duratura.
Tuttavia, è preferibile limitare i cereali contenenti glutine,
come il grano, che possono essere meno tollerati.

Tecnica pratica: Un'ottima strategia è quella di preparare
insalate miste che includano verdure a foglia verde, pomodori,
cetrioli e carote, condita con un dressing leggero a base di olio
d'oliva e aceto di mele. Per un pasto completo, aggiungi una
porzione di riso basmati e una proteina animale, come un filetto
di pesce grigliato.

Latticini e Uova: Scelte Nutrienti

Le persone con gruppo sanguigno B possono includere latticini
e uova nella loro dieta senza problemi. Il latte, lo yogurt e il
formaggio sono fonti utili di calcio e proteine, che sono
essenziali per la salute delle ossa e la funzione muscolare.
Preferisci i latticini non pastorizzati e i formaggi a basso
contenuto di grassi, che possono essere più digeribili e ricchi di
nutrienti.

Esempio pratico: Per la colazione, puoi preparare una frittata
con uova, spinaci e formaggio di capra, accompagnata da una
fetta di pane integrale tostato. Questo pasto fornisce una buona
dose di proteine e nutrienti, aiutando a mantenere elevati i
livelli di energia durante la giornata.

Strategie Alimentari: Adattamento e Moderazione

Una dieta equilibrata per il gruppo sanguigno B deve
considerare la varietà e la moderazione. È importante non solo
scegliere alimenti appropriati ma anche evitare eccessi di
qualsiasi gruppo alimentare. Per esempio, mentre le carni
bianche e i latticini possono essere inclusi, è consigliabile
limitare i salumi e le carni lavorate, che possono essere meno
salutari.

Tecnica pratica: Quando pianifichi i pasti, cerca di bilanciare
ogni pasto con una proteina di alta qualità, una porzione di
carboidrati complessi e abbondanti verdure. Una buona
strategia è preparare piatti unici che combinino tutti questi
elementi, come un'insalata di pollo con avocado, pomodori e
riso integrale.

Esempio di Menu Settimanale

Ecco un esempio di menu settimanale bilanciato per il gruppo
sanguigno B:

- **Lunedì:** Colazione con yogurt greco e frutta fresca;
  pranzo con insalata di pollo e verdure miste; cena con
  pesce al forno e riso basmati.

- **Martedì:** Colazione con uova strapazzate e pane
  integrale; pranzo con zuppa di lenticchie e insalata di
  cavolo; cena con tacchino arrosto e quinoa.

Questo esempio di menu settimanale offre un equilibrio
nutrizionale che soddisfa le esigenze del gruppo sanguigno B,
con una varietà di alimenti che supportano la salute e il
benessere.

4. Idee di Pasto e Suggerimenti per il Gruppo Sanguigno AB

Il gruppo sanguigno AB è il più recente in termini di evoluzione, combinando caratteristiche dei gruppi A e B. Questo gruppo sanguigno presenta un metabolismo complesso che beneficia di una dieta variegata, ma con alcune indicazioni specifiche per ottimizzare la salute. Gli individui con gruppo sanguigno AB possono adattarsi a una vasta gamma di alimenti, ma è cruciale scegliere con attenzione per mantenere l'equilibrio nutrizionale e promuovere il benessere generale. Di seguito sono presentate idee di pasti e suggerimenti pratici per una dieta ottimale per il gruppo sanguigno AB.

Colazione: Inizio Equilibrato della Giornata

La colazione è un pasto fondamentale per tutti, e per il gruppo sanguigno AB, è importante iniziare la giornata con nutrienti che favoriscano la digestione e l'energia sostenuta. I cereali integrali e le proteine leggere sono ottime scelte, in quanto forniscono energia duratura e sono ben tollerati.

Esempio di Colazione: Porridge di avena con frutti di bosco e noci. Prepara il porridge utilizzando avena integrale cotta con latte di mandorla. Aggiungi una manciata di frutti di bosco (come mirtilli e fragole) e una spolverata di noci tritate. Questo pasto è ricco di fibre, vitamine e grassi sani, che aiutano a stabilizzare i livelli di zucchero nel sangue e a sostenere l'energia durante la giornata.

Pranzo: Combinazione di Proteine e Verdure

Per il pranzo, è importante combinare proteine magre con una generosa porzione di verdure. Gli individui con gruppo sanguigno AB possono tollerare sia carni bianche che pesce, così come una varietà di verdure e legumi.

Esempio di Pranzo: Insalata di pollo e quinoa. Prepara un'insalata con petto di pollo grigliato a strisce, quinoa cotta, spinaci freschi, pomodorini, e cetrioli. Condisci con una vinaigrette leggera a base di olio d'oliva e succo di limone. Questa insalata è un pasto completo che fornisce proteine, carboidrati complessi e una ricca varietà di micronutrienti essenziali.

Cena: Leggera ma Nutriente

Per la cena, è consigliabile optare per pasti leggeri ma nutrienti che facilitino la digestione notturna e mantengano l'equilibrio del metabolismo. I piatti a base di pesce o tofu sono eccellenti per il gruppo sanguigno AB, abbinati a verdure e cereali integrali.

Esempio di Cena: Filetti di salmone al forno con asparagi e riso integrale. Cuoci i filetti di salmone al forno con una marinata leggera di olio d'oliva, erbe aromatiche e limone. Servi con asparagi al vapore e una porzione di riso integrale. Questo pasto è ricco di acidi grassi omega-3, fibre e proteine magre, ideale per supportare una buona salute cardiovascolare e mantenere stabili i livelli di energia.

Spuntini: Scelte Sane e Nutrienti

Gli spuntini sono essenziali per mantenere costante il livello di energia e prevenire i picchi glicemici. Per il gruppo sanguigno AB, è utile scegliere spuntini che combinano proteine, fibre e grassi sani.

Esempio di Spuntino: Yogurt greco con mandorle e miele. Una piccola porzione di yogurt greco (non pastorizzato) con un cucchiaio di miele e una manciata di mandorle tritate. Questo spuntino offre una buona combinazione di proteine e grassi sani, insieme a un tocco di dolcezza naturale.

Tecniche di Preparazione: Adattamento e Varietà

Per rendere la dieta più interessante e sostenibile, è utile variare le preparazioni e le combinazioni alimentari. Utilizza erbe fresche e spezie per esaltare i sapori senza aggiungere calorie vuote. Inoltre, prepara i pasti in anticipo per semplificare la gestione della dieta e assicurarti che i pasti siano pronti quando ne hai bisogno.

Suggerimento pratico: Prepara una grande quantità di quinoa e conservala in frigorifero per usarla in diversi pasti durante la settimana. Può essere un'ottima base per insalate, contorni o piatti unici.

Esempio di Menu Settimanale

Un menu settimanale per il gruppo sanguigno AB potrebbe includere:

- **Lunedì:** Colazione con yogurt greco e frutti di bosco; pranzo con insalata di pollo e quinoa; cena con salmone al forno e asparagi.

- **Martedì:** Colazione con porridge di avena e noci; pranzo con zuppa di lenticchie; cena con tofu saltato e verdure.

Questi suggerimenti e idee di pasti aiutano a mantenere una dieta equilibrata e variegata, ottimizzata per le esigenze del gruppo sanguigno AB.

5. Come Equilibrare Macronutrienti per Ogni Gruppo Sanguigno

Equilibrare i macronutrienti—proteine, carboidrati e grassi—is fondamentale per mantenere una dieta sana e ottimale per ogni gruppo sanguigno. Ogni gruppo sanguigno ha esigenze diverse riguardo alla proporzione e alla tipologia di macronutrienti che favoriscono il miglior stato di salute. Questo paragrafo esplorerà come equilibrare i macronutrienti in base ai quattro gruppi sanguigni, offrendo strategie pratiche e concrete per ottenere risultati duraturi.

Gruppo Sanguigno O: Predomina la Proteina

Gli individui con il gruppo sanguigno O, spesso definiti "cacciatori", traggono beneficio da una dieta ricca di proteine e povera di carboidrati complessi. La loro digestione è ottimizzata per le proteine animali e i grassi saturi, mentre i carboidrati devono essere consumati con moderazione.

Esempio di Bilanciamento Macronutrienti:

- **Colazione:** Un'omelette con spinaci e funghi, accompagnata da una piccola porzione di frutta fresca.

- **Pranzo:** Petto di pollo grigliato con una insalata mista e una porzione di patate dolci.

- **Cena:** Filetto di manzo con broccoli al vapore e una porzione di quinoa.

Tecniche pratiche:

1. **Scelta delle Proteine:** Preferisci carni magre come pollo e tacchino, e pesce come salmone e tonno. Evita le carni lavorate e i latticini.

2. **Controllo dei Carboidrati:** Riduci al minimo i cereali raffinati e le leguminose; opta per cereali integrali e patate dolci in porzioni moderate.

Gruppo Sanguigno A: Predominio Vegetale e Grassi Sani

Il gruppo sanguigno A, considerato "agricoltore", beneficia di una dieta prevalentemente vegetariana con una moderata quantità di proteine animali e una buona proporzione di grassi sani. I carboidrati complessi e le proteine vegetali sono particolarmente adatti per questo gruppo.

Esempio di Bilanciamento Macronutrienti:

- **Colazione:** Smoothie verde con spinaci, banana, e proteine vegetali in polvere.

- **Pranzo:** Insalata di tofu con quinoa, avocado e verdure a foglia verde.

- **Cena:** Stufato di lenticchie con verdure miste e riso integrale.

Tecniche pratiche:

1. **Incorporazione di Proteine Vegetali:** Utilizza tofu, tempeh e legumi come principali fonti di proteine.

2. **Grassi Sani:** Integra noci, semi di lino e avocado per ottenere grassi salutari senza appesantire il sistema digestivo.

Gruppo Sanguigno B: Adattabilità e Moderazione

Il gruppo sanguigno B, noto come "nomade", ha un metabolismo più versatile che può gestire una dieta equilibrata con proteine animali, latticini, e una varietà di carboidrati complessi e grassi. Tuttavia, è importante evitare cibi che interferiscono con la digestione, come il pollo e il mais.

Esempio di Bilanciamento Macronutrienti:

- **Colazione:** Yogurt greco con muesli e frutta fresca.

- **Pranzo:** Insalata di manzo con peperoni e riso integrale.

- **Cena:** Salmone al forno con spinaci e patate al forno.

Tecniche pratiche:

1. **Varietà nelle Proteine:** Alterna tra carni magre, pesce e latticini come yogurt e formaggio. Evita il pollo e il mais.

2. **Gestione dei Carboidrati:** Utilizza cereali integrali come avena e riso, e limita i carboidrati raffinati.

Gruppo Sanguigno AB: Combinazione e Adattamento

Il gruppo sanguigno AB, il più raro, beneficia di una dieta combinata che include elementi dei gruppi A e B. Questo gruppo sanguigno può gestire sia proteine animali che vegetali e dovrebbe mantenere un equilibrio tra carboidrati e grassi.

Esempio di Bilanciamento Macronutrienti:

- **Colazione:** Uova strapazzate con avocado e una fetta di pane integrale.

- **Pranzo:** Insalata di pollo e ceci con un condimento a base di olio d'oliva.

- **Cena:** Pesce al forno con una combinazione di verdure grigliate e couscous.

Tecniche pratiche:

1. **Combinazioni di Proteine:** Alterna tra carni magre, pesce e legumi. Sperimenta con tofu e altri prodotti vegetali.

2. **Controllo dei Carboidrati:** Usa cereali integrali e verdure come base per i pasti, mantenendo l'equilibrio senza esagerare con le porzioni.

Conclusioni e Suggerimenti Generali

Per ogni gruppo sanguigno, l'equilibrio tra proteine, carboidrati e grassi deve essere personalizzato in base alle esigenze specifiche del metabolismo. Utilizzare queste linee guida ti aiuterà a ottimizzare la tua dieta per migliorare la salute e il benessere complessivo. È importante monitorare i tuoi risultati e adattare le proporzioni dei macronutrienti in base alle risposte del tuo corpo e ai tuoi obiettivi di salute.

6. Integrazione di Alimenti Speciali nella Dieta di Gruppo Sanguigno

L'integrazione di alimenti speciali nella dieta basata sul gruppo sanguigno può arricchire il piano nutrizionale e ottimizzare il benessere complessivo. Gli alimenti speciali sono quelli che, pur non rientrando nelle categorie tradizionali di proteine, carboidrati e grassi, offrono benefici specifici o aiutano a migliorare la risposta metabolica di ciascun gruppo sanguigno. Questo paragrafo esplorerà come incorporare questi alimenti in modo efficace e sicuro, fornendo suggerimenti pratici e ricette per ogni gruppo sanguigno.

Gruppo Sanguigno O: Superfood e Integratori Consigliati

Per il gruppo sanguigno O, che prospera con una dieta ad alto contenuto di proteine animali e grassi sani, alcuni alimenti speciali possono ottimizzare ulteriormente i benefici di questa dieta.

Alimenti Speciali:

1. **Alga Spirulina:** Un integratore eccellente per migliorare l'apporto proteico e fornire una gamma di nutrienti essenziali. Può essere aggiunta a frullati o mescolata in polvere con yogurt.

2. **Estratto di Curcuma:** Conosciuta per le sue proprietà antinfiammatorie, la curcuma può essere integrata in zuppe, stufati e salse per favorire una risposta infiammatoria equilibrata.

Esempio di Uso:

- **Frullato al Mattino:** Frullato di proteine del siero di latte con spirulina e una banana.

- **Cena:** Stufato di carne con curcuma e verdure a scelta.

Tecniche pratiche:

1. **Aggiungi Spirulina** a frullati o insalate per un apporto proteico extra senza alterare il sapore.

2. **Usa la Curcuma** come spezia principale nei piatti a base di carne o pesce per sfruttare le sue proprietà antinfiammatorie.

Gruppo Sanguigno A: Superfood e Integratori Consigliati

Il gruppo sanguigno A beneficia di alimenti vegetali e può trarre vantaggio da superfood che supportano la digestione e la funzione immunitaria.

Alimenti Speciali:

1. **Chlorella:** Un'alga verde che aiuta a detossificare l'organismo e migliorare la salute digestiva. Può essere assunta in forma di integratore o aggiunta a succhi e frullati.

2. **Semi di Chia:** Ricchi di omega-3 e fibre, i semi di chia possono migliorare la digestione e il senso di sazietà.

Esempio di Uso:

- **Colazione:** Pudding di semi di chia con latte di mandorla e frutti di bosco.

- **Snack:** Frullato di chlorella con spinaci e mela verde.

Tecniche pratiche:

1. **Incorpora Semi di Chia** nei tuoi cereali o yogurt per un'aggiunta nutriente e ricca di fibre.

2. **Utilizza Chlorella** in polvere per aggiungere un boost nutrizionale ai tuoi frullati quotidiani.

Gruppo Sanguigno B: Superfood e Integratori Consigliati

Per il gruppo sanguigno B, che beneficia di una dieta varia, alcuni superfood possono migliorare la digestione e il metabolismo.

Alimenti Speciali:

1. **Bacche di Goji:** Ricche di antiossidanti e vitamine, queste bacche possono migliorare la risposta immunitaria e fornire energia sostenibile. Possono essere aggiunte a cereali o consumate come snack.

2. **Ginger (Zenzero):** Aiuta a migliorare la digestione e ridurre l'infiammazione. Può essere aggiunto ai tè o utilizzato in cucina.

Esempio di Uso:

- **Spuntino:** Una manciata di bacche di goji con noci.

- **Cena:** Riso integrale con zenzero fresco e verdure miste.

Tecniche pratiche:

1. **Aggiungi Bacche di Goji** a insalate o cereali per un'aggiunta dolce e nutriente.

2. **Usa Zenzero** grattugiato per aromatizzare i tuoi piatti principali e tè.

Gruppo Sanguigno AB: Superfood e Integratori Consigliati

Il gruppo sanguigno AB, che richiede una dieta bilanciata tra proteine animali e vegetali, può beneficiare di superfood che migliorano la salute cardiovascolare e il metabolismo.

Alimenti Speciali:

1. **Maca:** Una radice che supporta l'energia e l'equilibrio ormonale. Può essere integrata in frullati o miscelata con cereali.

2. **Cavolo Nero (Kale):** Ricco di vitamine e minerali, il cavolo nero è utile per migliorare la salute cardiovascolare e la digestione.

Esempio di Uso:

- **Colazione:** Frullato di maca con cavolo nero e frutta.

- **Pranzo:** Insalata di cavolo nero con quinoa e pollo grigliato.

Tecniche pratiche:

1. **Incorpora Maca** in frullati o miscele di cereali per un supporto energetico e nutrizionale.

2. **Usa Cavolo Nero** come base per insalate o contorni per aumentare il contenuto vitaminico dei tuoi pasti.

Conclusioni e Suggerimenti Finali

L'integrazione di alimenti speciali nella dieta di gruppo sanguigno è un modo efficace per ottimizzare la salute e il benessere. Sperimentare con questi alimenti e adattare le ricette ai tuoi gusti personali può portare a miglioramenti significativi nella tua dieta. Assicurati di monitorare le tue risposte individuali e fare aggiustamenti secondo le tue necessità personali.

7. Preparazione dei Pasti: Tecniche e Consigli per Ogni Gruppo

La preparazione dei pasti è una componente cruciale per ottimizzare la dieta in base al gruppo sanguigno. Seguire tecniche specifiche non solo semplifica la preparazione, ma garantisce anche che i pasti siano nutrienti e conformi alle esigenze alimentari di ciascun gruppo sanguigno. In questo paragrafo, esploreremo metodi pratici e consigli utili per ciascun gruppo sanguigno, con l'obiettivo di facilitare la preparazione dei pasti in modo sano e appetitoso.

Gruppo Sanguigno O: Tecniche di Preparazione e Consigli

Per il gruppo sanguigno O, che necessita di una dieta ricca di proteine animali e grassi sani, è fondamentale concentrare la preparazione dei pasti su ingredienti freschi e ad alto contenuto proteico.

Tecniche e Consigli:

1. *Cottura alla Griglia o al Forno:* La griglia e il forno sono ideali per preparare carni magre come manzo, pollo e pesce, preservando al meglio i nutrienti e riducendo la necessità di oli aggiuntivi. Per esempio, grigliare petti di pollo con erbe aromatiche è una tecnica semplice e nutriente.

2. *Preparazione di Brodi e Stufati:* Utilizzare brodi di carne o stufati per ottenere piatti ricchi di sapore e nutrienti. Aggiungere verdure come carote e sedano per aumentare il valore nutrizionale e favorire una digestione ottimale.

Esempio Pratico:

- **Pasto:** Petto di pollo grigliato con un contorno di asparagi e patate dolci arrosto. Per una preparazione veloce, marinare il pollo in olio d'oliva e spezie, e cuocere tutto in una teglia.

Gruppo Sanguigno A: Tecniche di Preparazione e Consigli

Il gruppo sanguigno A beneficia di una dieta a base di alimenti vegetali e proteine leggere. Le tecniche di preparazione dovrebbero enfatizzare il mantenimento delle proprietà nutritive degli ingredienti.

Tecniche e Consigli:

1. **Cottura a Vapore e Saltare in Padella:** Questi metodi preservano i nutrienti delle verdure e riducono la necessità di grassi aggiunti. Saltare in padella con una piccola quantità di olio d'oliva è ideale per preparare verdure e tofu.

2. **Preparazione di Insalate e Zuppe:** Le insalate fresche e le zuppe a base di brodo vegetale sono eccellenti per questo gruppo sanguigno. Utilizzare ingredienti come spinaci, cavolo riccio e legumi per preparare pasti leggeri e nutrienti.

Esempio Pratico:

- **Pasto:** Insalata di quinoa con pomodorini, cetrioli, avocado e una vinaigrette leggera. Aggiungere tofu grigliato per un apporto proteico extra.

Gruppo Sanguigno B: Tecniche di Preparazione e Consigli

Il gruppo sanguigno B può trarre vantaggio da una dieta variata che include sia proteine animali che vegetali. La preparazione dei pasti dovrebbe bilanciare questi elementi per ottimizzare la digestione e il metabolismo.

Tecniche e Consigli:

1. **Cottura a Forno e Grigliatura:** Questi metodi sono ideali per cuocere pesce e carni magre, come il tacchino. Utilizzare marinature a base di erbe per esaltare i sapori senza aggiungere grassi inutili.

2. **Preparazione di Pasti in Anticipo:** Preparare porzioni di riso integrale e legumi da utilizzare in diversi pasti durante la settimana. Questo approccio facilita la creazione di pasti bilanciati e riduce il tempo di preparazione quotidiano.

Esempio Pratico:

- **Pasto:** Riso integrale con salmone grigliato e verdure miste saltate in padella. Per preparare il riso, cuocere in anticipo e conservare in porzioni nel frigorifero.

Gruppo Sanguigno AB: Tecniche di Preparazione e Consigli

Il gruppo sanguigno AB beneficia di una dieta equilibrata tra proteine animali e vegetali, con una particolare attenzione alla digestione e alla salute cardiovascolare.

Tecniche e Consigli:

1. **Cottura a Vapore e Saltare in Padella:** Utilizzare questi metodi per preparare verdure e carni magre. La cottura a vapore conserva i nutrienti e la saltatura in padella con olio di oliva offre una preparazione veloce e salutare.

2. **Combinazione di Ingredienti:** Creare pasti bilanciati combinando proteine animali e vegetali con cereali integrali. Utilizzare spezie e erbe per aggiungere sapore senza eccesso di sale o grassi.

Esempio Pratico:

- **Pasto:** Insalata di cavolo nero con quinoa, pollo alla griglia e una vinaigrette al limone. Preparare il pollo in anticipo e conservare in frigorifero per un pasto rapido e nutriente.

Conclusioni e Suggerimenti Finali

La preparazione dei pasti specifica per il gruppo sanguigno non solo aiuta a mantenere una dieta equilibrata, ma può anche semplificare la tua routine alimentare. Utilizzare le tecniche e i consigli forniti garantirà che i tuoi pasti siano nutrienti, appetitosi e facili da preparare. Personalizza le ricette secondo le tue preferenze e bisogni per ottimizzare il tuo benessere.

8. Esempi di Diete Settimanali per Ogni Tipo di Gruppo Sanguigno

Una pianificazione dietetica ben strutturata può fare una grande differenza per la tua salute e il tuo benessere. Adattare la tua dieta al gruppo sanguigno ti aiuta a massimizzare l'efficacia dei nutrienti e a migliorare la digestione. Qui presentiamo esempi di diete settimanali specifiche per ciascun gruppo sanguigno, con l'obiettivo di fornire idee pratiche e bilanciate per una settimana di pasti.

Dieta Settimanale per il Gruppo Sanguigno O

Il gruppo sanguigno O richiede una dieta ricca di proteine animali e grassi sani, con una limitazione di cereali e legumi. Ecco un esempio di piano settimanale:

Lunedì:

- **Colazione:** Uova strapazzate con spinaci e pomodorini.
- **Pranzo:** Insalata di pollo alla griglia con avocado, rucola e pomodori.
- **Cena:** Bistecca di manzo grigliata con contorno di broccoli e patate dolci.

Martedì:

- **Colazione:** Smoothie proteico con latte di mandorle, proteine in polvere, e frutti di bosco.
- **Pranzo:** Filetto di salmone al forno con asparagi e quinoa.
- **Cena:** Stufato di carne di manzo con carote e sedano.

Mercoledì:

* **Colazione:** Omelette con funghi e cipolle.
* **Pranzo:** Insalata di tacchino con pompelmo e noci.
* **Cena:** Cosce di pollo arrosto con cavolfiore al vapore.

Giovedì:

* **Colazione:** Yogurt naturale con semi di chia e frutta.
* **Pranzo:** Hamburger di manzo con insalata di spinaci e cetrioli.
* **Cena:** Filetti di merluzzo al forno con contorno di zucca.

Venerdì:

* **Colazione:** Frittata con peperoni e cipolla.
* **Pranzo:** Insalata di gamberetti con avocado e pomodori.
* **Cena:** Ribeye steak con purè di patate dolci e broccoli.

Sabato:

* **Colazione:** Smoothie verde con cavolo riccio e proteine in polvere.
* **Pranzo:** Pollo al curry con riso basmati.
* **Cena:** Costine di maiale alla griglia con insalata di cavolo.

Domenica:

- **Colazione:** Uova in camicia con avocado e pomodorini.
- **Pranzo:** Insalata di pollo alla griglia con vinaigrette di limone.
- **Cena:** Arrosto di manzo con verdure miste.

Dieta Settimanale per il Gruppo Sanguigno A

Il gruppo sanguigno A si avvantaggia di una dieta a base vegetale con proteine leggere. Ecco un piano settimanale su misura:

Lunedì:

- **Colazione:** Porridge di avena con frutta secca e semi di lino.
- **Pranzo:** Insalata di quinoa con cetrioli, pomodorini e ceci.
- **Cena:** Zuppa di lenticchie con spinaci e carote.

Martedì:

- **Colazione:** Smoothie con latte di soia, banana e spinaci.
- **Pranzo:** Tofu saltato con broccoli e riso integrale.
- **Cena:** Insalata di fagioli neri con avocado e mais.

Mercoledì:

- **Colazione:** Yogurt di soia con frutti di bosco e muesli.
- **Pranzo:** Insalata di farro con pomodorini e olive nere.
- **Cena:** Verdure grigliate con quinoa e salsa di tahini.

Giovedì:

- **Colazione:** Pancake di avena con frutta fresca.
- **Pranzo:** Minestrone con fagioli e verdure di stagione.
- **Cena:** Tofu al forno con contorno di cavolfiore.

Venerdì:

- **Colazione:** Chia pudding con latte di mandorla e frutta.
- **Pranzo:** Wrap di lattuga con hummus e verdure fresche.
- **Cena:** Zuppa di pomodoro con basilico e crostini integrali.

Sabato:

- **Colazione:** Toast integrale con avocado e pomodoro.
- **Pranzo:** Insalata di orzo con spinaci e formaggio di capra.
- **Cena:** Curry di verdure con riso basmati.

Domenica:

- **Colazione:** Smoothie bowl con frutta e granola.
- **Pranzo:** Falafel con insalata di cavolo e hummus.
- **Cena:** Ratatouille con riso integrale.

Dieta Settimanale per il Gruppo Sanguigno B

Il gruppo sanguigno B beneficia di una dieta equilibrata che include una varietà di proteine e vegetali. Ecco un esempio:

Lunedì:

- **Colazione:** Uova al tegamino con toast di segale.
- **Pranzo:** Insalata di pollo con mandorle e mela.
- **Cena:** Tacchino arrosto con patate e carote.

Martedì:

- **Colazione:** Yogurt naturale con noci e miele.
- **Pranzo:** Salmone alla griglia con insalata di rucola.
- **Cena:** Stufato di manzo con patate e piselli.

Mercoledì:

- **Colazione:** Smoothie con latte di riso, banana e spinaci.
- **Pranzo:** Insalata di tonno con ceci e pomodorini.
- **Cena:** Pollo al curry con riso integrale.

Giovedì:

- **Colazione:** Pancake di farina di grano saraceno con frutta.
- **Pranzo:** Frittata con cipolla e peperoni.
- **Cena:** Filetto di pesce con verdure grigliate.

Venerdì:

- **Colazione:** Toast integrale con burro di mandorle.
- **Pranzo:** Insalata di quinoa con pollo e verdure.
- **Cena:** Costoletta di maiale con purè di patate.

Sabato:

- **Colazione:** Yogurt con frutta e semi di chia.
- **Pranzo:** Wrap di pollo con verdure fresche.
- **Cena:** Risotto ai funghi con insalata di spinaci.

Domenica:

- **Colazione:** Uova strapazzate con pomodoro e basilico.
- **Pranzo:** Hamburger di manzo con insalata di cavolo.
- **Cena:** Pollo alla griglia con riso basmati e verdure.

Dieta Settimanale per il Gruppo Sanguigno AB

Il gruppo sanguigno AB richiede una dieta bilanciata che
include sia proteine animali che vegetali. Ecco un piano
settimanale adatto:

Lunedì:

- **Colazione:** Smoothie con latte di mandorla, frutta e
  spinaci.
- **Pranzo:** Insalata di pollo con quinoa e verdure miste.
- **Cena:** Salmone al forno con contorno di asparagi.

Martedì:

- **Colazione:** Yogurt con muesli e frutti di bosco.
- **Pranzo:** Tofu stir-fry con verdure e riso integrale.
- **Cena:** Pollo alla griglia con patate e broccoli.

Mercoledì:

- **Colazione:** Porridge di avena con frutta secca e semi di chia.
- **Pranzo:** Insalata di tonno con fagioli verdi e pomodorini.
- **Cena:** Zuppa di lenticchie con verdure di stagione.

Giovedì:

- **Colazione:** Pancake integrali con frutta fresca.
- **Pranzo:** Wrap di pollo con insalata e hummus.
- **Cena:** Filetto di pesce con contorno di spinaci e quinoa.

Venerdì:

- **Colazione:** Smoothie bowl con frutta e semi.
- **Pranzo:** Insalata di orzo con pollo e verdure.
- **Cena:** Stufato di carne con patate e piselli.

Sabato:

- **Colazione:** Uova in camicia con toast integrale.
- **Pranzo:** Falafel con insalata di cavolo e hummus.

- **Cena:** Risotto ai funghi con contorno di insalata verde.

Domenica:

- **Colazione:** Yogurt con granola e frutta.
- **Pranzo:** Pollo al curry con riso basmati.
- **Cena:** Zuppa di pomodoro con basilico e crostini integrali.

Conclusioni

La pianificazione settimanale dei pasti in base al gruppo sanguigno non solo rende la dieta più gestibile ma aiuta anche a garantire che i pasti siano equilibrati e nutrienti. Adattare le ricette e le tecniche di preparazione alle tue esigenze specifiche ti permette di seguire una dieta sana e variegata, favorendo il tuo benessere generale.

VII. Ricette Facili e Salutari per Ogni Gruppo Sanguigno

1. Ricette per il Gruppo Sanguigno O: Piatti Ricchi di Proteine e Semplici da Preparare

Per le persone con il gruppo sanguigno O, la dieta ideale è ricca di proteine animali e povera di cereali e latticini. Questo gruppo sanguigno, noto per avere un metabolismo robusto e una digestione efficiente delle proteine, beneficia di piatti che includono carne, pesce e alcuni vegetali. Di seguito sono riportate alcune ricette facili e nutrienti che si adattano perfettamente alle esigenze alimentari del gruppo sanguigno O.

1. Filetto di Manzo alla Griglia con Verdure

Ingredienti:

- 2 filetti di manzo (200-250g ciascuno)
- 1 zucchina, tagliata a rondelle
- 1 peperone rosso, a cubetti
- 1 cipolla, a spicchi
- 2 cucchiai di olio d'oliva
- Sale e pepe q.b.
- Rosmarino fresco (opzionale)

Preparazione:

1. Preriscalda la griglia o una padella antiaderente a fuoco alto.
2. Condisci i filetti di manzo con sale, pepe e rosmarino.

3. Griglia i filetti per circa 4-5 minuti per lato, a seconda
   dello spessore e della cottura desiderata.
4. Nel frattempo, in una ciotola, mescola le verdure con
   l'olio d'oliva, sale e pepe.
5. Griglia le verdure per circa 8-10 minuti, girandole di
   tanto in tanto, fino a quando non sono tenere e
   leggermente carbonizzate.
6. Servi i filetti di manzo con le verdure grigliate.

Suggerimento: Per un pasto più completo, puoi aggiungere
una porzione di patate dolci arrosto, che sono ben tollerate dal
gruppo sanguigno O.

2. Salmone al Forno con Erbe

Ingredienti:

- 2 filetti di salmone (150-200g ciascuno)
- 1 limone, affettato
- 2 cucchiai di olio d'oliva
- 1 spicchio d'aglio, tritato
- 1 cucchiaio di aneto fresco (o secco)
- Sale e pepe q.b.

Preparazione:

1. Preriscalda il forno a 180°C.
2. Disponi i filetti di salmone su una teglia rivestita di carta
   da forno.
3. Spennella il salmone con l'olio d'oliva e cospargi con
   l'aglio tritato, l'aneto, sale e pepe.
4. Adagia le fette di limone sopra i filetti.
5. Cuoci in forno per circa 15-20 minuti, fino a quando il
   salmone è cotto e si sfalda facilmente con una forchetta.

6. Servi il salmone con una insalata di spinaci e una
   vinaigrette leggera.

Suggerimento: Il salmone è una fonte eccellente di acidi grassi
omega-3, che sono benefici per il gruppo sanguigno O. Puoi
completare il pasto con una porzione di quinoa, che è ben
tollerata.

3. Pollo al Curry con Cavolfiore

Ingredienti:
- 2 petti di pollo, tagliati a cubetti
- 1 testa di cavolfiore, divisa in cimette
- 1 cipolla, tritata
- 2 cucchiai di olio di cocco
- 2 cucchiaini di curry in polvere
- 1 tazza di latte di cocco
- Sale e pepe q.b.

Preparazione:

1. In una padella capiente, scalda l'olio di cocco a fuoco
   medio.
2. Aggiungi la cipolla e cuoci fino a quando diventa
   trasparente.
3. Aggiungi il pollo e cuoci fino a quando è dorato e cotto.
4. Unisci il curry in polvere e mescola bene.
5. Aggiungi il cavolfiore e il latte di cocco. Porta a
   ebollizione, poi riduci il fuoco e lascia sobbollire per
   circa 15 minuti, fino a quando il cavolfiore è tenero.
6. Regola di sale e pepe prima di servire.

Suggerimento: Questo piatto fornisce una buona quantità di proteine e verdure, adattandosi perfettamente alla dieta del gruppo sanguigno O. Servilo con una porzione di riso basmati, che è ben tollerato.

Conclusioni

Le ricette sopra sono progettate per essere facili da preparare e adatte alle esigenze del gruppo sanguigno O. Con un'abbondanza di proteine e verdure, questi piatti non solo soddisfano le esigenze nutrizionali ma sono anche gustosi e variegati. Integrare questi pasti nella tua dieta settimanale ti aiuterà a mantenere un'alimentazione equilibrata e adatta al tuo gruppo sanguigno.

2. Ricette per il Gruppo Sanguigno A: Delizie Vegetali e Proteine Leggere

Per il gruppo sanguigno A, la dieta ideale si basa su alimenti vegetali e proteine leggere, come pesce e tofu. Questo gruppo sanguigno beneficia di piatti che enfatizzano frutta, verdura, cereali integrali e fonti proteiche a basso contenuto di grassi. Le ricette proposte sono pensate per essere semplici da preparare e ricche di nutrienti essenziali, adattandosi perfettamente alle esigenze del gruppo sanguigno A.

1. Insalata di Quinoa e Verdure con Vinaigrette al Limone

Ingredienti:

- 1 tazza di quinoa, cotta
- 1 peperone giallo, a dadini
- 1 cetriolo, a dadini
- 1 carota, grattugiata
- 1/4 di cipolla rossa, tritata finemente

- 1/4 di tazza di prezzemolo fresco, tritato
- 2 cucchiai di olio d'oliva
- Succo di 1 limone
- Sale e pepe q.b.

Preparazione:

1. In una grande ciotola, mescola la quinoa cotta e raffreddata con il peperone, il cetriolo, la carota, la cipolla e il prezzemolo.
2. In una piccola ciotola, sbatti insieme l'olio d'oliva, il succo di limone, sale e pepe.
3. Versa la vinaigrette sulla quinoa e mescola bene.
4. Servi l'insalata come piatto principale o come contorno fresco e nutriente.

Suggerimento: La quinoa è un'ottima fonte di proteine vegetali e può essere integrata con altre verdure di stagione. Puoi aggiungere semi di chia per un ulteriore apporto di nutrienti.

2. Tofu al Sesamo con Broccoli e Funghi

Ingredienti:

- 200g di tofu, scolato e tagliato a cubetti
- 1 testa di broccoli, divisa in cimette
- 1 tazza di funghi champignon, affettati
- 2 cucchiai di olio di sesamo
- 2 cucchiai di salsa di soia (senza glutine, se necessario)
- 1 cucchiaio di semi di sesamo tostati
- 2 spicchi d'aglio, tritati
- Sale e pepe q.b.

Preparazione:

1. Scalda l'olio di sesamo in una padella grande a fuoco medio.
2. Aggiungi l'aglio e cuoci fino a quando è fragrante.
3. Unisci i cubetti di tofu e cuoci fino a quando sono dorati su tutti i lati.
4. Aggiungi i funghi e i broccoli e cuoci per circa 5-7 minuti, fino a quando i broccoli sono teneri ma ancora croccanti.
5. Versa la salsa di soia e mescola bene.
6. Cospargi con i semi di sesamo e servi caldo.

Suggerimento: Il tofu fornisce proteine leggere e può essere marinato in anticipo per un sapore più intenso. Completa il piatto con una porzione di riso integrale, che è ben tollerato dal gruppo sanguigno A.

3. Zuppa di Lenticchie e Spinaci

Ingredienti:

- 1 tazza di lenticchie verdi, sciacquate
- 1 cipolla, tritata
- 2 carote, a cubetti
- 2 spicchi d'aglio, tritati
- 1 lattina di pomodori a cubetti (400g)
- 4 tazze di brodo vegetale
- 2 tazze di spinaci freschi
- 2 cucchiai di olio d'oliva
- Sale e pepe q.b.
- 1 cucchiaio di cumino in polvere

Preparazione:

1. In una grande pentola, scalda l'olio d'oliva e soffriggi cipolla, carote e aglio fino a quando sono morbidi.
2. Aggiungi le lenticchie, i pomodori, il brodo vegetale e il cumino. Porta a ebollizione.
3. Riduci il fuoco e lascia cuocere per circa 30 minuti, fino a quando le lenticchie sono tenere.
4. Aggiungi gli spinaci e cuoci per ulteriori 5 minuti, finché non sono appassiti.
5. Regola di sale e pepe prima di servire.

Suggerimento: Questa zuppa è ricca di fibre e proteine vegetali, ideale per un pasto nutriente e saziante. Può essere servita con crostini integrali per un tocco extra.

4. Spaghetti di Zucchine con Pesto di Basilico

Ingredienti:

- 2 zucchine, tagliate a spirali
- 1/4 di tazza di pinoli tostati
- 1/2 tazza di basilico fresco
- 1/4 di tazza di olio d'oliva
- 2 spicchi d'aglio
- Sale e pepe q.b.

Preparazione:

1. In un robot da cucina, combina i pinoli, il basilico, l'aglio e l'olio d'oliva. Frulla fino a ottenere un pesto liscio.

2. In una padella antiaderente, cuoci gli spaghetti di zucchine per circa 3-5 minuti, fino a quando sono teneri.
3. Aggiungi il pesto agli spaghetti e mescola bene.
4. Servi caldo, decorato con qualche foglia di basilico fresco.

Suggerimento: Gli spaghetti di zucchine sono un'alternativa leggera e salutare alla pasta tradizionale. Puoi aggiungere pomodorini o olive nere per una varietà di sapori.

Conclusioni

Le ricette presentate offrono piatti saporiti e nutrienti, perfetti per chi ha il gruppo sanguigno A. Basandosi su ingredienti vegetali e proteine leggere, questi piatti sono facili da preparare e possono essere adattati a diverse preferenze personali. Incorporare queste ricette nella tua dieta settimanale può contribuire a mantenere un'alimentazione sana e bilanciata.

3. Ricette per il Gruppo Sanguigno B: Varietà di Piatti Bilanciati e Facili

Per il gruppo sanguigno B, la dieta ideale è caratterizzata da una varietà di alimenti che includono carni magre, latticini, pesce e una gamma di frutta e verdura. Questi alimenti aiutano a mantenere l'equilibrio nutrizionale e supportano il metabolismo unico di questo gruppo sanguigno. Le ricette proposte sono pensate per essere bilanciate, facili da preparare e perfette per chi cerca piatti gustosi e nutrienti.

1. Pollo alla Griglia con Salsa di Yogurt e Erbe

Ingredienti:

- 4 petti di pollo

- 1 tazza di yogurt greco (preferibilmente senza zucchero)
- 1 cucchiaio di succo di limone
- 2 cucchiai di erbe fresche tritate (prezzemolo, basilico, timo)
- 2 spicchi d'aglio, tritati
- 1 cucchiaio di olio d'oliva
- Sale e pepe q.b.

Preparazione:

1. Prepara una marinata mescolando yogurt, succo di limone, erbe tritate, aglio, olio d'oliva, sale e pepe.
2. Immergi i petti di pollo nella marinata e lascia riposare in frigorifero per almeno 1 ora.
3. Riscalda una griglia o una padella antiaderente e cuoci il pollo per circa 6-8 minuti per lato, fino a quando è ben cotto.
4. Servi il pollo con una porzione di verdure grigliate o una insalata verde.

Suggerimento: Lo yogurt greco non solo aggiunge sapore ma fornisce anche proteine e probiotici, che sono benefici per la digestione.

2. Riso Basmati con Verdure e Salmone al Forno

Ingredienti:

- 1 tazza di riso basmati
- 2 filetti di salmone
- 1 zucchina, a cubetti
- 1 peperone rosso, a cubetti
- 1 carota, affettata

- 2 cucchiai di olio d'oliva
- 1 cucchiaio di erbe provenzali
- Sale e pepe q.b.

Preparazione:

1. Cuoci il riso basmati seguendo le istruzioni sulla confezione.
2. Disponi i filetti di salmone su una teglia da forno e spennella con olio d'oliva. Cospargi con erbe provenzali, sale e pepe.
3. Cuoci il salmone in forno a 200°C per circa 15-20 minuti, fino a quando è cotto.
4. In una padella, salta le verdure con un po' di olio d'oliva fino a quando sono tenere.
5. Servi il salmone con il riso basmati e le verdure saltate.

Suggerimento: Il salmone è una ottima fonte di acidi grassi omega-3 e proteine, mentre il riso basmati fornisce carboidrati a rilascio lento per mantenere l'energia.

3. Frittata di Spinaci e Feta

Ingredienti:

- 4 uova
- 1 tazza di spinaci freschi
- 1/2 tazza di formaggio feta, sbriciolato
- 1/4 di cipolla, tritata
- 1 cucchiaio di olio d'oliva
- Sale e pepe q.b.

Preparazione:

1. Riscalda l'olio d'oliva in una padella antiaderente e soffriggi la cipolla fino a quando è trasparente.
2. Aggiungi gli spinaci e cuoci fino a quando sono appassiti.
3. Sbatti le uova e versale nella padella con gli spinaci e cipolla.
4. Cospargi il formaggio feta sopra e cuoci a fuoco basso fino a quando la frittata è completamente cotta e dorata.
5. Taglia a spicchi e servi caldo.

Suggerimento: Questa frittata è un pasto veloce e nutriente, ideale per la colazione o un pranzo leggero. Può essere arricchita con altre verdure come peperoni o pomodori.

4. Insalata di Tacchino e Avocado

Ingredienti:

- 200g di tacchino arrosto, a strisce
- 1 avocado, a cubetti
- 2 tazze di insalata mista (rucola, lattuga, spinaci)
- 1/4 di cipolla rossa, affettata
- 2 cucchiai di olio d'oliva
- Succo di 1 limone
- Sale e pepe q.b.

Preparazione:

1. In una grande ciotola, mescola l'insalata mista, l'avocado, il tacchino e la cipolla rossa.

2. In una piccola ciotola, prepara una vinaigrette con olio d'oliva, succo di limone, sale e pepe.
3. Versa la vinaigrette sull'insalata e mescola delicatamente.
4. Servi subito per mantenere la freschezza degli ingredienti.

Suggerimento: L'avocado aggiunge una dose di grassi sani, mentre il tacchino fornisce una proteina magra. Questa insalata è perfetta come pasto leggero o come contorno nutriente.

Conclusioni

Le ricette per il gruppo sanguigno B offrono una gamma di piatti bilanciati e facili da preparare, pensati per soddisfare le specifiche esigenze nutrizionali di questo gruppo. Con una varietà di ingredienti freschi e nutrienti, questi piatti non solo supportano il benessere ma sono anche gustosi e versatili.

4. Ricette per il Gruppo Sanguigno AB: Combina Proteine e Verdure con Facilità

Il gruppo sanguigno AB ha una digestione particolarmente flessibile, che consente di combinare una varietà di alimenti proteici e vegetali. Per ottenere il massimo beneficio da una dieta orientata a questo gruppo sanguigno, è fondamentale creare piatti che non solo rispettino le preferenze alimentari, ma che siano anche facili da preparare. Le ricette presentate di seguito combinano proteine di alta qualità e verdure fresche, offrendo piatti equilibrati e nutrienti.

1. Stufato di Pollo con Verdure a Radice

Ingredienti:

- 4 cosce di pollo disossate
- 2 carote, a rondelle
- 1 patata dolce, a cubetti
- 1 cipolla, tritata
- 2 spicchi d'aglio, tritati
- 1 tazza di brodo di pollo
- 1 cucchiaio di olio d'oliva
- 1 cucchiaino di rosmarino secco
- Sale e pepe q.b.

Preparazione:

1. Riscalda l'olio d'oliva in una grande casseruola a fuoco medio.
2. Aggiungi la cipolla e l'aglio, e cuoci fino a quando la cipolla è trasparente.
3. Aggiungi le cosce di pollo e rosolale fino a doratura.
4. Aggiungi le carote, la patata dolce e il brodo di pollo.
5. Condisci con rosmarino, sale e pepe.
6. Copri e cuoci a fuoco lento per circa 40 minuti, fino a quando il pollo e le verdure sono teneri.

Suggerimento: Questo stufato è ricco di proteine e fibre, ideale per un pasto completo e soddisfacente. Può essere preparato in anticipo e conservato in frigorifero per un paio di giorni.

2. Insalata di Tonno e Ceci

Ingredienti:

* 1 lattina di tonno al naturale, scolato
* 1 tazza di ceci cotti
* 1 peperone rosso, a cubetti
* 1 cetriolo, a fette
* 1/4 di cipolla rossa, affettata
* 2 tazze di spinaci freschi
* 2 cucchiai di olio d'oliva
* Succo di 1 limone
* Sale e pepe q.b.

Preparazione:

1. In una grande ciotola, combina il tonno, i ceci, il peperone, il cetriolo e la cipolla rossa.
2. Aggiungi gli spinaci e mescola bene.
3. In una piccola ciotola, prepara una vinaigrette con olio d'oliva, succo di limone, sale e pepe.
4. Versa la vinaigrette sull'insalata e mescola delicatamente prima di servire.

Suggerimento: Questa insalata è ricca di proteine e ferro, ed è perfetta per un pranzo leggero o come contorno nutriente. Il tonno e i ceci offrono un buon equilibrio di proteine e fibre.

3. Tacos di Tacchino con Salsa di Avocado

Ingredienti:

* 250g di tacchino macinato

- 1 avocado maturo
- 1 pomodoro, tritato
- 1/4 di cipolla rossa, tritata
- 1 lime, spremuto
- 1 cucchiaio di olio d'oliva
- 4 tortillas di mais
- Sale e pepe q.b.

Preparazione:

1. Riscalda l'olio d'oliva in una padella e cuoci il tacchino macinato fino a quando è ben cotto.
2. Condisci con sale e pepe.
3. In una ciotola, schiaccia l'avocado e mescolalo con il pomodoro, la cipolla rossa e il succo di lime per preparare la salsa.
4. Riscalda le tortillas e farciscile con il tacchino e la salsa di avocado.

Suggerimento: Questi tacos sono un'ottima fonte di proteine e grassi sani. Le tortillas di mais sono una scelta ideale per chi cerca di evitare il glutine.

4. Zuppa di Miso con Funghi e Spinaci

Ingredienti:

- 4 tazze di brodo vegetale
- 2 cucchiai di pasta di miso
- 1 tazza di funghi shiitake, affettati
- 1 tazza di spinaci freschi
- 1 carota, affettata sottilmente
- 2 cipollotti, tritati

- 1 cucchiaio di olio di sesamo

Preparazione:

1. In una pentola, riscalda l'olio di sesamo e aggiungi i funghi e la carota. Cuoci fino a quando sono teneri.
2. Aggiungi il brodo vegetale e porta a ebollizione.
3. Mescola la pasta di miso con un po' di brodo caldo per scioglierla, poi aggiungi alla pentola.
4. Aggiungi gli spinaci e cuoci fino a quando sono appassiti.
5. Servi caldo con i cipollotti tritati.

Suggerimento: Questa zuppa è leggera e ricca di probiotici grazie alla pasta di miso, ideale per supportare la digestione e il sistema immunitario.

Conclusioni

Le ricette per il gruppo sanguigno AB offrono una gamma di piatti nutrienti e facili da preparare, che combinano proteine e verdure in modo equilibrato. Questi piatti sono ideali per chi cerca di mantenere una dieta sana e varia, rispettando le specifiche esigenze alimentari del gruppo sanguigno AB.

5. Colazioni Nutritive per Ogni Gruppo Sanguigno: Idee Facili e Veloci

Le colazioni sono il pasto più importante della giornata, specialmente quando si cerca di seguire una dieta specifica basata sul gruppo sanguigno. Iniziare la giornata con una colazione nutriente può migliorare i livelli di energia e la concentrazione, e può anche aiutare a mantenere un buon equilibrio metabolico. Di seguito, trovi idee di colazioni rapide e facili da preparare, adattate per ogni gruppo sanguigno.

1. Colazioni per il Gruppo Sanguigno O

a. Omelette di Spinaci e Funghi

Ingredienti:

- 2 uova
- 1/2 tazza di spinaci freschi
- 1/4 di tazza di funghi, affettati
- 1 cucchiaio di olio d'oliva
- Sale e pepe q.b.

Preparazione:

1. Riscalda l'olio d'oliva in una padella antiaderente.
2. Aggiungi i funghi e cuoci fino a quando sono teneri.
3. Aggiungi gli spinaci e cuoci fino a quando sono appassiti.
4. Sbatti le uova e versa nella padella, cuocendo fino a quando l'omelette è ben cotta.

Suggerimento: Questa colazione ricca di proteine e verdure fornisce energia duratura e supporta la muscolatura. Può essere accompagnata da una fetta di pane integrale per un apporto di fibre aggiuntive.

b. Smoothie di Frutti di Bosco e Proteine

Ingredienti:

- 1 tazza di frutti di bosco (mirtilli, lamponi)

- 1 cucchiaio di proteine in polvere (preferibilmente senza zuccheri aggiunti)
- 1 tazza di latte di mandorle
- 1 cucchiaio di semi di chia

Preparazione:

1. Metti tutti gli ingredienti in un frullatore.
2. Frulla fino a ottenere una consistenza liscia.

Suggerimento: Questo smoothie è una colazione veloce e ricca di antiossidanti e proteine, ideale per chi ha poco tempo al mattino.

2. Colazioni per il Gruppo Sanguigno A

a. Porridge di Avena con Frutta Secca

Ingredienti:

- 1/2 tazza di avena
- 1 tazza di latte di soia
- 1 cucchiaio di noci tritate
- 1 cucchiaio di uvetta
- 1 cucchiaino di miele

Preparazione:

1. Cuoci l'avena con il latte di soia fino a quando è tenera.
2. Aggiungi le noci, l'uvetta e il miele.

Suggerimento: Questo porridge è ricco di fibre e grassi sani. È una colazione ideale per mantenere stabili i livelli di zucchero nel sangue.

b. Yogurt con Frutta e Semi di Lino

Ingredienti:

- 1 tazza di yogurt naturale
- 1/2 tazza di frutta fresca (come mele o pere)
- 1 cucchiaio di semi di lino

Preparazione:

1. Mescola lo yogurt con la frutta e i semi di lino.

Suggerimento: Questa combinazione fornisce una buona dose di probiotici e fibre, essenziali per una digestione sana.

3. Colazioni per il Gruppo Sanguigno B

a. Frittata di Verdure

Ingredienti:

- 2 uova
- 1/4 di tazza di peperoni, a dadini
- 1/4 di tazza di cipolla, tritata
- 1 cucchiaio di olio di cocco
- Sale e pepe q.b.

Preparazione:

1. Riscalda l'olio di cocco in una padella.
2. Aggiungi i peperoni e la cipolla, cuocendo fino a quando sono teneri.
3. Sbatti le uova e versa nella padella. Cuoci fino a quando la frittata è ben cotta.

Suggerimento: Questa frittata è ricca di proteine e verdure, fornendo energia e nutrienti essenziali per iniziare la giornata.

b. Pancakes di Grano Saraceno

Ingredienti:

- 1 tazza di farina di grano saraceno
- 1 uovo
- 1 tazza di latte di riso
- 1 cucchiaio di miele

Preparazione:

1. Mescola gli ingredienti fino a ottenere una pastella omogenea.
2. Cuoci in una padella antiaderente fino a doratura.

Suggerimento: I pancakes di grano saraceno sono un'ottima alternativa ai pancakes tradizionali e sono particolarmente adatti per chi segue una dieta senza glutine.

4. Colazioni per il Gruppo Sanguigno AB

a. Toast di Avocado con Uovo in Camicia

Ingredienti:

- 1 avocado maturo
- 1 fetta di pane integrale
- 1 uovo
- Sale e pepe q.b.
- 1 cucchiaio di succo di limone

Preparazione:

1. Tosta il pane e spalma l'avocado schiacciato su di esso.
2. Cuoci l'uovo in camicia e posizionalo sopra l'avocado.
3. Condisci con sale, pepe e succo di limone.

Suggerimento: Questa colazione è ricca di grassi sani e proteine, ideale per mantenere la sazietà e fornire energia a lungo termine.

b. Smoothie Verde con Spirulina

Ingredienti:

- 1 tazza di spinaci freschi
- 1 banana
- 1 tazza di latte di cocco
- 1 cucchiaino di spirulina in polvere

Preparazione:

1. Metti tutti gli ingredienti in un frullatore.
2. Frulla fino a ottenere una consistenza liscia.

Suggerimento: Questo smoothie è ricco di vitamine, minerali e antiossidanti, perfetto per iniziare la giornata con una carica di energia.

Conclusioni

Le colazioni specifiche per ogni gruppo sanguigno offrono soluzioni pratiche e nutrizionali per iniziare la giornata nel miglior modo possibile. Scegliere i giusti ingredienti e combinare cibi in modo bilanciato può fare una grande differenza nel mantenere i livelli di energia e benessere generale.

6. Pranzi Leggeri e Saziante per Ogni Tipo di Gruppo Sanguigno

Il pranzo è spesso il pasto che deve fornire un equilibrio tra leggerezza e sazietà, aiutando a mantenere l'energia durante il pomeriggio senza appesantire. Di seguito sono riportate delle idee di pranzi leggeri e nutrienti specificamente adattati ai diversi gruppi sanguigni. Queste ricette non solo rispettano le linee guida dietetiche per ogni gruppo sanguigno, ma sono anche facili e rapide da preparare.

1. Pranzi per il Gruppo Sanguigno O

a. Insalata di Pollo alla Griglia

Ingredienti:

- 150 g di petto di pollo
- 2 tazze di insalata mista (spinaci, rucola, lattuga)
- 1/2 avocado
- 1/2 tazza di pomodorini, tagliati a metà
- 1 cucchiaio di olio d'oliva
- Succo di limone, sale e pepe q.b.

Preparazione:

1. Griglia il petto di pollo fino a cottura completa e taglialo a strisce.
2. In una grande ciotola, mescola l'insalata, l'avocado e i pomodorini.
3. Aggiungi il pollo grigliato.
4. Condisci con olio d'oliva, succo di limone, sale e pepe.

Suggerimento: Questa insalata è ricca di proteine e grassi sani, perfetta per fornire energia e sazietà senza appesantire.

b. Zuppa di Manzo e Verdure

Ingredienti:

- 200 g di carne di manzo, tagliata a cubetti
- 2 carote, tagliate a rondelle
- 1 zucchina, tagliata a cubetti

- 1 tazza di brodo di carne
- 1 cucchiaio di olio d'oliva
- Sale e pepe q.b.

Preparazione:

1. In una pentola, riscalda l'olio d'oliva e rosola la carne di manzo.
2. Aggiungi le verdure e il brodo.
3. Cuoci a fuoco lento fino a quando la carne e le verdure sono tenere.

Suggerimento: Questa zuppa è ricca di proteine e vitamine, ottima per un pranzo caldo e saziante.

2. Pranzi per il Gruppo Sanguigno A

a. Insalata di Quinoa e Verdure

Ingredienti:

- 1 tazza di quinoa cotta
- 1/2 tazza di peperoni rossi, tagliati a cubetti
- 1/2 tazza di cetrioli, tagliati a cubetti
- 1/4 di tazza di olive nere, denocciolate e affettate
- 2 cucchiai di olio d'oliva
- Succo di limone, sale e pepe q.b.

Preparazione:

1. In una ciotola grande, mescola la quinoa cotta con i peperoni, cetrioli e olive.

2. Condisci con olio d'oliva, succo di limone, sale e pepe.

Suggerimento: La quinoa è una fonte eccellente di proteine vegetali e fibra, rendendo questo piatto saziante e nutriente.

b. Wrap di Hummus e Verdure

Ingredienti:

- 1 tortilla di grano integrale
- 1/4 di tazza di hummus
- 1/2 tazza di verdure miste (carote, peperoni, cetrioli), tagliate a strisce

Preparazione:

1. Spalma l'hummus sulla tortilla.
2. Aggiungi le verdure e arrotola il wrap.

Suggerimento: Questo wrap è facile da preparare e perfetto per un pranzo veloce e nutriente.

3. Pranzi per il Gruppo Sanguigno B

a. Insalata di Tacchino e Mela

Ingredienti:

- 150 g di tacchino cotto e tagliato a strisce
- 1 mela, tagliata a fette
- 2 tazze di insalata mista

- 1/4 di tazza di noci pecan
- 1 cucchiaio di olio d'oliva
- Succo di limone, sale e pepe q.b.

Preparazione:

1. In una grande ciotola, mescola l'insalata, il tacchino, la mela e le noci.
2. Condisci con olio d'oliva, succo di limone, sale e pepe.

Suggerimento: Questa insalata è un mix perfetto di proteine, frutta e noci, offrendo un pasto saziante e nutriente.

b. Riso Integrale con Verdure Saltate

Ingredienti:

- 1 tazza di riso integrale cotto
- 1/2 tazza di broccoli
- 1/2 tazza di carote, tagliate a rondelle
- 1 cucchiaio di olio di sesamo
- Salsa di soia, sale e pepe q.b.

Preparazione:

1. In una padella, riscalda l'olio di sesamo e salta le verdure fino a quando sono tenere.
2. Aggiungi il riso integrale e mescola bene.

Suggerimento: Questo piatto è ricco di fibre e proteine, offrendo un pranzo equilibrato e soddisfacente.

4. Pranzi per il Gruppo Sanguigno AB

a. Insalata di Salmone e Avocado

Ingredienti:

- 150 g di salmone grigliato
- 2 tazze di insalata mista
- 1/2 avocado, tagliato a fette
- 1/4 di tazza di pomodorini
- 1 cucchiaio di olio d'oliva
- Succo di limone, sale e pepe q.b.

Preparazione:

1. In una ciotola, mescola l'insalata con l'avocado e i pomodorini.
2. Aggiungi il salmone grigliato.
3. Condisci con olio d'oliva, succo di limone, sale e pepe.

Suggerimento: Questo pranzo è ricco di proteine e grassi sani, ideale per un pasto leggero ma nutriente.

b. Zuppa di Lenticchie e Spinaci

Ingredienti:

- 1 tazza di lenticchie rosse, sciacquate
- 1 tazza di spinaci freschi
- 1 carota, tagliata a rondelle
- 1 cucchiaio di olio d'oliva
- 1 litro di brodo vegetale

- Sale e pepe q.b.

Preparazione:

1. In una pentola, riscalda l'olio d'oliva e aggiungi le lenticchie e le carote.
2. Aggiungi il brodo e cuoci a fuoco lento fino a quando le lenticchie sono tenere.
3. Aggiungi gli spinaci negli ultimi 5 minuti di cottura.

Suggerimento: Questa zuppa è un'ottima fonte di proteine vegetali e ferro, perfetta per un pranzo sano e saziante.

Conclusioni

Queste idee di pranzi leggeri e sazienti sono progettate per soddisfare le esigenze nutrizionali di ogni gruppo sanguigno, fornendo un equilibrio ideale tra nutrienti e sazietà. Utilizzando ingredienti freschi e combinazioni ben bilanciate, puoi preparare pasti deliziosi che supportano il tuo benessere.

7. Cene Salutari per Ogni Gruppo Sanguigno: Ricette per una Serata Leggera

La cena è spesso l'ultimo pasto della giornata e dovrebbe essere leggero ma nutriente per favorire un buon riposo notturno. Per ognuno dei gruppi sanguigni, è fondamentale scegliere piatti che non solo soddisfino il palato ma anche rispettino le specifiche linee guida alimentari. Ecco alcune ricette facili e salutari per la cena, progettate per ogni gruppo sanguigno.

1. Cene per il Gruppo Sanguigno O

a. Filetto di Manzo con Verdure al Forno

Ingredienti:

- 200 g di filetto di manzo
- 1 peperone rosso, tagliato a pezzi
- 1 zucchina, tagliata a rondelle
- 1 cipolla, affettata
- 1 cucchiaio di olio d'oliva
- Rosmarino fresco, sale e pepe q.b.

Preparazione:

1. Preriscalda il forno a 200°C.
2. Condisci il filetto di manzo con olio d'oliva, rosmarino, sale e pepe.
3. Disponi il filetto su una teglia e circondalo con le verdure.
4. Cuoci in forno per circa 20-25 minuti, fino a quando il manzo è cotto a tuo piacimento e le verdure sono tenere.

Suggerimento: Questo piatto è ricco di proteine e offre una combinazione sana di carne e verdure, ideale per una cena leggera e nutriente.

b. Zuppa di Pollo e Cavolo

Ingredienti:

- 200 g di petto di pollo, tagliato a pezzi

- 2 tazze di cavolo, tritato
- 1 carota, affettata
- 1 litro di brodo di pollo
- 1 cucchiaio di olio d'oliva
- Sale e pepe q.b.

Preparazione:

1. In una pentola, riscalda l'olio d'oliva e rosola il pollo fino a doratura.
2. Aggiungi la carota, il cavolo e il brodo di pollo.
3. Cuoci a fuoco lento per circa 20 minuti, fino a quando il pollo è cotto e le verdure sono tenere.

Suggerimento: Questa zuppa è leggera ma ricca di proteine e nutrienti, perfetta per una cena confortante.

2. Cene per il Gruppo Sanguigno A

a. Stir-Fry di Tofu e Verdure

Ingredienti:

- 200 g di tofu, tagliato a cubetti
- 1 tazza di broccoli
- 1/2 tazza di peperoni, tagliati a strisce
- 1/2 tazza di funghi, affettati
- 2 cucchiai di salsa di soia tamari
- 1 cucchiaio di olio di sesamo
- Zenzero fresco grattugiato, sale e pepe q.b.

Preparazione:

1. In una padella, riscalda l'olio di sesamo e aggiungi il tofu. Cuoci fino a quando è dorato.
2. Aggiungi le verdure e cuoci fino a quando sono tenere.
3. Condisci con salsa di soia, zenzero, sale e pepe.

Suggerimento: Questo stir-fry offre una buona dose di proteine vegetali e vitamine, ed è veloce da preparare.

b. Insalata di Spinaci e Legumi

Ingredienti:

- 2 tazze di spinaci freschi
- 1/2 tazza di ceci cotti
- 1/4 di tazza di pomodorini, tagliati a metà
- 1/4 di tazza di cetrioli, tagliati a fette
- 2 cucchiai di aceto di mele
- 1 cucchiaio di olio d'oliva
- Sale e pepe q.b.

Preparazione:

1. In una ciotola, mescola gli spinaci con i ceci, i pomodorini e i cetrioli.
2. Condisci con aceto di mele, olio d'oliva, sale e pepe.

Suggerimento: Questa insalata è leggera e ricca di nutrienti, ideale per una cena semplice e sana.

3. Cene per il Gruppo Sanguigno B

a. Filetti di Pesce con Salsa di Limone

Ingredienti:

- 200 g di filetti di pesce (merluzzo, trota, ecc.)
- 1 limone, spremuto
- 1 cucchiaio di olio d'oliva
- Aneto fresco, sale e pepe q.b.

Preparazione:

1. Preriscalda il forno a 180°C.
2. Condisci i filetti di pesce con olio d'oliva, succo di limone, aneto, sale e pepe.
3. Cuoci in forno per circa 15-20 minuti, fino a quando il pesce è cotto e si sfalda facilmente.

Suggerimento: Questo piatto è leggero e ricco di proteine, con una salsa di limone che aggiunge freschezza e sapore.

b. Verdure Grigliate con Hummus

Ingredienti:

- 1 zucchina, tagliata a fette
- 1 peperone rosso, tagliato a strisce
- 1 melanzana, tagliata a fette
- 1 cucchiaio di olio d'oliva
- 1/2 tazza di hummus

Preparazione:

1. Griglia le verdure spennellate con olio d'oliva fino a quando sono tenere e leggermente carbonizzate.
2. Servi le verdure con hummus a parte.

Suggerimento: Questo piatto offre un'ottima combinazione di verdure grigliate e hummus, ideale per una cena sana e bilanciata.

4. Cene per il Gruppo Sanguigno AB

a. Pollo al Curry con Verdure

Ingredienti:

- 200 g di petto di pollo, tagliato a pezzi
- 1 tazza di cavolfiore, tagliato a piccoli pezzi
- 1/2 tazza di carote, affettate
- 1/2 tazza di latte di cocco
- 2 cucchiai di pasta di curry
- 1 cucchiaio di olio di cocco
- Sale e pepe q.b.

Preparazione:

1. In una padella, riscalda l'olio di cocco e rosola il pollo fino a doratura.
2. Aggiungi le verdure e cuoci fino a quando sono tenere.
3. Aggiungi il latte di cocco e la pasta di curry, e cuoci per altri 10 minuti.

Suggerimento: Questo piatto è ricco di proteine e spezie, offrendo una cena calda e saporita.

b. Insalata di Tonno e Fagiolini

Ingredienti:

- 1 scatola di tonno al naturale
- 1 tazza di fagiolini, sbollentati
- 1/2 tazza di pomodorini, tagliati a metà
- 1/4 di tazza di cipolla rossa, affettata
- 2 cucchiai di olio d'oliva
- Succo di limone, sale e pepe q.b.

Preparazione:

1. In una ciotola, mescola il tonno con i fagiolini, i pomodorini e la cipolla.
2. Condisci con olio d'oliva, succo di limone, sale e pepe.

Suggerimento: Questa insalata è un pasto leggero ma ricco di proteine e vitamine, perfetto per una cena semplice e nutriente.

Conclusioni

Queste ricette per la cena sono progettate per soddisfare le specifiche esigenze nutrizionali di ogni gruppo sanguigno, mantenendo i pasti leggeri ma nutrienti. Utilizzando ingredienti freschi e ricette facili, puoi preparare cene che ti aiuteranno a sentirti appagato senza compromettere il benessere generale.

8. Spuntini e Dessert per Ogni Gruppo Sanguigno: Opzioni Salutari e Gustose

Gli spuntini e i dessert sono un'ottima occasione per soddisfare una fame tra i pasti principali senza compromettere i principi della dieta basata sui gruppi sanguigni. Ecco alcune idee per ogni gruppo sanguigno, che offrono opzioni gustose e salutari, rispettando le linee guida nutrizionali specifiche.

1. Spuntini e Dessert per il Gruppo Sanguigno O

a. Bastoncini di Sedano con Hummus

Ingredienti:

- Bastoncini di sedano
- 1/2 tazza di hummus (fatto in casa con ceci, tahini, olio d'oliva, limone e aglio)

Preparazione:

1. Lava e taglia il sedano a bastoncini.
2. Servi con hummus per un'apporto di fibre e proteine.

Suggerimento: Questo spuntino è ideale per il gruppo sanguigno O grazie alla combinazione di verdure croccanti e hummus ricco di proteine, che offre energia senza appesantire.

b. Yogurt Greco con Frutti di Bosco

Ingredienti:

- 1 tazza di yogurt greco naturale (senza zucchero)
- 1/2 tazza di frutti di bosco freschi (mirtilli, lamponi, fragole)

Preparazione:

1. Mescola lo yogurt con i frutti di bosco.
2. Servi subito o conserva in frigorifero per uno spuntino veloce.

Suggerimento: Lo yogurt greco è un'ottima fonte di proteine per il gruppo sanguigno O, mentre i frutti di bosco offrono antiossidanti e un tocco di dolcezza naturale.

2. Spuntini e Dessert per il Gruppo Sanguigno A

a. Smoothie Verde con Spinaci e Avocado

Ingredienti:

- 1 tazza di spinaci freschi
- 1/2 avocado maturo
- 1 banana
- 1 tazza di latte di mandorle non zuccherato

Preparazione:

1. Frulla tutti gli ingredienti fino ad ottenere una consistenza liscia.
2. Versa in un bicchiere e consuma subito.

Suggerimento: Questo smoothie è ricco di vitamine e minerali, con l'avocado che fornisce grassi sani e il latte di mandorle una dolcezza naturale senza latticini, ideale per il gruppo sanguigno A.

b. Mela a Fette con Burro di Mandorle

Ingredienti:

- 1 mela, tagliata a fette
- 2 cucchiai di burro di mandorle naturale

Preparazione:

1. Spalma il burro di mandorle sulle fette di mela.
2. Servi immediatamente.

Suggerimento: Questo spuntino combina la dolcezza naturale della mela con i grassi sani del burro di mandorle, offrendo un'alternativa nutriente e soddisfacente.

3. Spuntini e Dessert per il Gruppo Sanguigno B

a. Mix di Noci e Semi

Ingredienti:

- 1/4 di tazza di noci (nocciole, mandorle)
- 1/4 di tazza di semi di zucca
- 1/4 di tazza di semi di girasole

Preparazione:

1. Mescola tutte le noci e semi in una ciotola.
2. Conserva in un contenitore ermetico.

Suggerimento: Questo mix offre una buona combinazione di proteine, grassi sani e fibre, adatta per il gruppo sanguigno B e utile per uno spuntino energetico.

b. Budino di Chia con Latte di Cocco e Mango

Ingredienti:

- 1/4 di tazza di semi di chia
- 1 tazza di latte di cocco
- 1/2 tazza di mango a pezzi

Preparazione:

1. Mescola i semi di chia con il latte di cocco e lascia riposare in frigorifero per almeno 4 ore, o durante la notte.

2. Aggiungi il mango a pezzi prima di servire.

Suggerimento: Questo dessert è ricco di fibre e grassi sani, con il mango che aggiunge una dolcezza naturale, rendendo il budino di chia perfetto per il gruppo sanguigno B.

4. Spuntini e Dessert per il Gruppo Sanguigno AB

a. Pudding di Avocado e Cacao

Ingredienti:

- 1 avocado maturo
- 2 cucchiai di cacao in polvere
- 2 cucchiai di miele
- 1/4 di tazza di latte di mandorle

Preparazione:

1. Frulla tutti gli ingredienti fino ad ottenere una consistenza liscia e cremosa.
2. Conserva in frigorifero fino al momento di servire.

Suggerimento: Questo pudding offre una dolcezza naturale con grassi sani, ideale per il gruppo sanguigno AB grazie all'avocado e al cacao ricchi di nutrienti.

b. Spiedini di Frutta con Yogurt

Ingredienti:

- Cubetti di melone, ananas e fragole
- 1/2 tazza di yogurt greco naturale

Preparazione:

1. Infilza i cubetti di frutta su spiedini.
2. Servi con yogurt greco a parte per intingere.

Suggerimento: Gli spiedini di frutta sono facili da preparare e offrono un'ottima combinazione di dolcezza naturale e proteine dallo yogurt, perfetti per il gruppo sanguigno AB.

Conclusioni

Gli spuntini e i dessert, se scelti con attenzione, possono essere una parte sana e piacevole della tua dieta basata sui gruppi sanguigni. Queste ricette sono progettate per rispettare le specifiche esigenze nutrizionali di ogni gruppo sanguigno, offrendo opzioni deliziose che non compromettono il benessere. Utilizzando ingredienti freschi e nutrienti, puoi mantenere i tuoi spuntini e dessert sia salutari che soddisfacenti.

VIII. Esempi di Piani Alimentari Settimanali

1. Piano Alimentare Settimanale per il Gruppo Sanguigno O: Focus su Proteine e Verdure

Per il gruppo sanguigno O, un piano alimentare settimanale ottimale si basa su un elevato apporto di proteine animali e verdure, limitando i carboidrati complessi e i latticini. Questa dieta rispecchia le esigenze metaboliche e le preferenze di questo gruppo, che prospera con cibi ricchi di proteine e nutrienti. Ecco una guida dettagliata per pianificare i pasti settimanali, con esempi pratici e suggerimenti per principianti.

Colazione

1. **Lunedì: Omelette con Spinaci e Funghi**

   - **Ingredienti:** Uova, spinaci freschi, funghi champignon, olio d'oliva, sale, pepe.

   - **Preparazione:** Sbatti le uova con un pizzico di sale e pepe. In una padella con olio d'oliva, cuoci i funghi fino a dorarli, aggiungi gli spinaci e cuoci fino a quando appassiscono. Versa le uova sopra le verdure e cuoci fino a completa cottura.

   - **Benefici:** Ricca di proteine e ferro, ideale per iniziare la giornata con energia.

2. **Martedì: Smoothie Proteico con Frutti di Bosco e Yogurt di Capra**

- **Ingredienti:** Frutti di bosco (mirtilli, lamponi), yogurt di capra, un cucchiaio di semi di chia, miele.

- **Preparazione:** Frulla tutti gli ingredienti fino a ottenere una consistenza liscia. Servi freddo.

- **Benefici:** Fornisce proteine e antiossidanti, ottimo per una colazione veloce.

3. **Mercoledì: Frittata di Uova e Peperoni**

- **Ingredienti:** Uova, peperoni rossi e verdi, cipolla, olio d'oliva, sale, pepe.

- **Preparazione:** Sbatti le uova e versa in una padella con olio caldo. Aggiungi peperoni e cipolla tagliati a cubetti. Cuoci fino a quando la frittata è dorata e ben cotta.

- **Benefici:** Alta in proteine e vitamine, sazia e nutriente.

Pranzo

1. **Giovedì: Insalata di Pollo Grigliato e Avocado**

   - **Ingredienti:** Petto di pollo, avocado, insalata mista, pomodori, cetrioli, olio d'oliva, aceto di mele.

   - **Preparazione:** Griglia il pollo e taglialo a strisce. Mescola con avocado, insalata, pomodori e cetrioli. Condisci con olio e aceto.

   - **Benefici:** Ricca di proteine e grassi sani, ideale per un pasto saziante e equilibrato.

2. **Venerdì: Tacchino al Forno con Verdure**

   - **Ingredienti:** Tacchino, patate dolci, carote, cipolle, rosmarino, olio d'oliva, sale, pepe.

   - **Preparazione:** Condisci il tacchino con rosmarino, sale e pepe, cuoci in forno a 180°C per 1 ora. Aggiungi le verdure tagliate a pezzi nella teglia e cuoci fino a quando sono tenere.

   - **Benefici:** Offre una buona dose di proteine e carboidrati complessi, senza esagerare.

3. **Sabato: Zuppa di Manzo e Verdure**

   - **Ingredienti:** Carne di manzo a cubetti, brodo di manzo, carote, sedano, cipolle, aglio, sale, pepe.

- **Preparazione:** Rosola il manzo in una pentola, aggiungi cipolle e aglio, poi le verdure e il brodo. Cuoci a fuoco lento per 1 ora fino a quando il manzo è tenero.

- **Benefici:** Ricca di proteine e vitamine, perfetta per un pranzo caldo e confortante.

Cena

1. **Domenica: Salmone al Forno con Asparagi**

   - **Ingredienti:** Filetti di salmone, asparagi, limone, olio d'oliva, sale, pepe.

   - **Preparazione:** Condisci il salmone con limone, sale e pepe. Cuoci in forno a 180°C per 15-20 minuti. Servi con asparagi cotti al vapore.

   - **Benefici:** Fonte eccellente di proteine e acidi grassi omega-3, leggero e nutriente.

2. **Lunedì: Stufato di Agnello con Cavolfiore**

   - **Ingredienti:** Carne di agnello, cavolfiore, pomodori, cipolla, cumino, coriandolo.

   - **Preparazione:** Rosola l'agnello, aggiungi cipolla e pomodori, cuoci fino a quando la carne è tenera. Servi con cavolfiore al vapore.

- **Benefici:** Ricco di proteine e minerali, adatto per una cena sostanziosa.

3. **Martedì: Burger di Manzo con Insalata di Rucola**

- **Ingredienti:** Carne di manzo macinata, rucola, pomodori, cetrioli, olio d'oliva, sale, pepe.

- **Preparazione:** Forma dei burger con la carne e cuocili in padella. Servi con insalata di rucola e verdure fresche.

- **Benefici:** Alta in proteine e ferro, con un'insalata fresca per bilanciare il pasto.

Questo piano alimentare settimanale per il gruppo sanguigno O fornisce una varietà di opzioni ricche di proteine e verdure, in linea con le esigenze nutrizionali specifiche. Le ricette sono pensate per essere facili da preparare, adatte anche ai principianti, e ottimizzano i benefici dei cibi per garantire un'alimentazione equilibrata e soddisfacente.

2. Piano Alimentare Settimanale per il Gruppo Sanguigno A: Dieta Vegetale e Proteine Magre

Per il gruppo sanguigno A, un piano alimentare settimanale ideale si basa su una dieta prevalentemente vegetale, arricchita da proteine magre e alimenti facilmente digeribili. Questo gruppo beneficia di cibi che supportano una digestione ottimale e un equilibrio ormonale, con un focus su legumi, verdure fresche, e proteine leggere come il pesce e il pollo. Ecco un piano settimanale dettagliato con esempi pratici per aiutare i principianti a seguire una dieta adatta al loro gruppo sanguigno.

Colazione

1. *Lunedì*: **Porridge di Avena con Frutta e Semi di Lino**

   - **Ingredienti:** Fiocchi di avena, latte di mandorle, frutta fresca (come mirtilli o mele), semi di lino, miele.

   - **Preparazione:** Cuoci i fiocchi di avena nel latte di mandorle fino a ottenere una consistenza cremosa. Aggiungi frutta fresca e semi di lino. Dolce con un po' di miele se desideri.

   - **Benefici:** Ricco di fibre e omega-3, questo porridge fornisce energia duratura e supporta la digestione.

2. *Martedì*: **Smoothie Verde con Spinaci e Banana**

   - **Ingredienti:** Spinaci freschi, banana, latte di cocco, un cucchiaio di proteine vegetali in polvere.

   - **Preparazione:** Frulla gli spinaci, la banana, il latte di cocco e le proteine vegetali fino a ottenere un composto omogeneo.

   - **Benefici:** Fornisce una dose di vitamine e minerali, con una buona quantità di proteine vegetali per iniziare la giornata.

3. **Mercoledì: Toast di Pane Integrale con Avocado e Pomodorini**

- **Ingredienti:** Pane integrale, avocado maturo, pomodorini, olio d'oliva, sale, pepe.

- **Preparazione:** Tosta il pane integrale, spalmalo con avocado schiacciato e guarnisci con pomodorini tagliati a metà. Condisci con olio d'oliva, sale e pepe.

- **Benefici:** Ricco di grassi sani e fibre, ideale per una colazione leggera ma nutriente.

Pranzo

1. **Giovedì: Insalata di Ceci e Verdure Grigliate**

- **Ingredienti:** Ceci cotti, zucchine, peperoni, melanzane, insalata mista, olio d'oliva, limone.

- **Preparazione:** Griglia le verdure e mescola con i ceci e l'insalata. Condisci con olio d'oliva e succo di limone.

- **Benefici:** I ceci offrono una buona fonte di proteine vegetali e le verdure grigliate aggiungono sapore e nutrienti.

2. **Venerdì: Filetti di Pollo con Broccoli e Quinoa**

- **Ingredienti:** Filetti di pollo, broccoli, quinoa, olio d'oliva, sale, pepe.

- **Preparazione:** Cuoci i filetti di pollo in padella con olio d'oliva fino a doratura. Servi con broccoli al vapore e quinoa cotta.

- **Benefici:** Offre una combinazione bilanciata di proteine magre e carboidrati complessi.

3. **Sabato: Zuppa di Lenticchie e Spinaci**

- **Ingredienti:** Lenticchie, spinaci, carote, cipolla, aglio, brodo vegetale.

- **Preparazione:** Cuoci le lenticchie con cipolla, aglio e carote in brodo vegetale fino a quando sono tenere. Aggiungi gli spinaci negli ultimi minuti di cottura.

- **Benefici:** Ricca di proteine vegetali e ferro, ideale per un pasto leggero e nutriente.

Cena

1. **Domenica: Salmone al Forno con Asparagi e Limone**

- **Ingredienti:** Filetti di salmone, asparagi, limone, olio d'oliva, sale, pepe.

- **Preparazione:** Condisci il salmone con olio, limone, sale e pepe. Cuoci in forno a 180°C per 15 minuti. Servi con asparagi al vapore.

- **Benefici:** Fonte eccellente di acidi grassi omega-3 e proteine leggere, perfetta per una cena sana.

2. Lunedì: Tofu Saltato con Verdure e Salsa di Soia

- **Ingredienti:** Tofu, broccoli, peperoni, carote, salsa di soia a basso contenuto di sodio, olio di sesamo.

- **Preparazione:** Saltare il tofu e le verdure in olio di sesamo e salsa di soia fino a quando sono ben cotte e saporite.

- **Benefici:** Tofu fornisce proteine vegetali e le verdure aggiungono vitamine e fibre.

3. Martedì: Petto di Tacchino con Purè di Patate Dolci

- **Ingredienti:** Petto di tacchino, patate dolci, olio d'oliva, sale, pepe.

- **Preparazione:** Cuoci il petto di tacchino in padella e prepara un purè di patate dolci con un po' di olio d'oliva.

- **Benefici:** Combina proteine magre e carboidrati sani, ideale per una cena bilanciata.

Questo piano alimentare settimanale per il gruppo sanguigno A è progettato per massimizzare i benefici di una dieta vegetale, con l'aggiunta di proteine magre per soddisfare le esigenze nutrizionali specifiche. Le ricette sono facili da preparare e adatte anche ai principianti, assicurando un'alimentazione equilibrata e gustosa.

3. Piano Alimentare Settimanale per il Gruppo Sanguigno B: Varietà di Alimenti e Nutrienti Bilanciati

Il piano alimentare settimanale per il gruppo sanguigno B deve riflettere la versatilità di questo tipo, che può trarre beneficio da una dieta equilibrata e varia. I soggetti con gruppo sanguigno B possono consumare una vasta gamma di alimenti, inclusi carne, pesce, latticini e cereali, ma è fondamentale che la loro dieta rimanga bilanciata e ricca di nutrienti. Ecco un esempio dettagliato di piano settimanale, con ricette pratiche per principianti che rispettano le linee guida nutrizionali per questo gruppo sanguigno.

Colazione

1. **Lunedì: Yogurt Greco con Frutta e Noci**

   - **Ingredienti:** Yogurt greco naturale, frutta fresca (come pere o pesche), noci tritate, un cucchiaio di miele.

   - **Preparazione:** Mescola lo yogurt con la frutta e le noci. Dolce con miele a piacere.

- **Benefici:** Ricco di proteine e probiotici, questo piatto fornisce un'ottima base per iniziare la giornata e favorisce una buona digestione.

2. **Martedì: Uova Strapazzate con Spinaci e Fetta di Pane Integrale**

   - **Ingredienti:** Uova, spinaci freschi, olio d'oliva, pane integrale.

   - **Preparazione:** Strapazza le uova in una padella con olio d'oliva e aggiungi gli spinaci. Servi con una fetta di pane integrale tostato.

   - **Benefici:** Le uova forniscono proteine di alta qualità e gli spinaci offrono fibre e vitamine essenziali.

3. **Mercoledì: Frullato di Frutta con Latte di Mucca e Semi di Chia**

   - **Ingredienti:** Frutta mista (come banane e fragole), latte di mucca, semi di chia.

   - **Preparazione:** Frulla la frutta con il latte e aggiungi i semi di chia. Mescola bene fino a ottenere una consistenza cremosa.

   - **Benefici:** Offre una combinazione di vitamine e minerali, con un'aggiunta di fibre e omega-3 dai semi di chia.

Pranzo

1. **Giovedì: Insalata di Pollo con Avocado e Quinoa**

- **Ingredienti:** Petto di pollo cotto, avocado, quinoa cotta, insalata mista, limone, olio d'oliva.

- **Preparazione:** Taglia il pollo a pezzi e mescolalo con avocado a cubetti e quinoa. Condisci con olio d'oliva e succo di limone.

- **Benefici:** Questa insalata è ricca di proteine e grassi sani, ed è ideale per mantenere alta l'energia durante il giorno.

2. **Venerdì: Filetti di Pesce con Purè di Patate e Asparagi**

- **Ingredienti:** Filetti di pesce (come merluzzo), patate, asparagi, olio d'oliva.

- **Preparazione:** Cuoci il pesce al forno con un filo d'olio d'oliva. Prepara un purè di patate e cuoci gli asparagi al vapore.

- **Benefici:** Una combinazione di proteine magre e carboidrati complessi, con una dose aggiuntiva di vitamine e minerali dagli asparagi.

3. **Sabato: Stufato di Manzo con Verdure**

- **Ingredienti:** Cubetti di manzo, carote, cipolle, patate, brodo di carne.

- **Preparazione:** Cuoci i cubetti di manzo con cipolle e carote in brodo fino a quando sono teneri. Aggiungi le patate verso la fine della cottura.

- **Benefici:** Un piatto ricco di proteine e ferro, ideale per un pasto sostanzioso e nutritivo.

Cena

1. **Domenica: Salmone alla Griglia con Spinaci e Riso Integrale**

- **Ingredienti:** Filetti di salmone, spinaci freschi, riso integrale, limone.

- **Preparazione:** Griglia il salmone e servi con spinaci saltati e riso integrale cotto.

- **Benefici:** Offre una buona dose di acidi grassi omega-3 e una fonte di carboidrati complessi.

2. **Lunedì: Tacchino al Forno con Verdure Miste**

- **Ingredienti:** Petto di tacchino, patate dolci, zucchine, peperoni, olio d'oliva.

- **Preparazione:** Cuoci il tacchino al forno con le verdure, condendo con olio d'oliva e spezie a piacere.

- **Benefici:** Una cena bilanciata che combina proteine magre con carboidrati sani e fibre.

3. **Martedì: Frittata con Funghi e Pomodorini**

- **Ingredienti:** Uova, funghi, pomodorini, olio d'oliva.

- **Preparazione:** Sbatti le uova e cuoci con funghi e pomodorini in una padella antiaderente.

- **Benefici:** Ricca di proteine e saporita, questa frittata è veloce da preparare e nutriente.

Questo piano alimentare settimanale per il gruppo sanguigno B è progettato per offrire una varietà di piatti che riflettono la versatilità alimentare di questo gruppo. Ogni pasto è pensato per fornire un equilibrio di proteine, carboidrati e grassi sani, assicurando che la dieta sia soddisfacente e nutriente. Le ricette sono facili da preparare e adatte a chiunque desideri seguire un regime alimentare equilibrato e ricco di sapori.

4. Piano Alimentare Settimanale per il Gruppo Sanguigno AB: Combinazioni Flessibili di Proteine e Verdure

Il piano alimentare settimanale per il gruppo sanguigno AB si distingue per la sua flessibilità, poiché questo gruppo può tollerare una varietà di alimenti, comprese proteine animali e vegetali, così come una vasta gamma di verdure e cereali. L'obiettivo è bilanciare le proteine con una ricca varietà di verdure e alimenti integrali per ottimizzare la salute e l'energia. Ecco un piano dettagliato che combina nutrienti e sapori per una settimana completa, con ricette facili e pratiche per principianti.

Colazione

1. **Lunedì: Porridge di Avena con Frutti di Bosco e Semi di Lino**

   - **Ingredienti:** Avena, latte di mandorle, frutti di bosco freschi (come mirtilli e lamponi), semi di lino macinati, un pizzico di cannella.

   - **Preparazione:** Cuoci l'avena nel latte di mandorle fino a ottenere una consistenza cremosa. Aggiungi i frutti di bosco, i semi di lino e una spolverata di cannella.

   - **Benefici:** Il porridge offre una colazione ricca di fibre, antiossidanti e acidi grassi omega-3, ideali per iniziare la giornata con energia.

2. **Martedì: Omelette con Spinaci e Feta**

- **Ingredienti:** Uova, spinaci freschi, formaggio feta, olio d'oliva, pepe nero.

- **Preparazione:** Sbatti le uova e cuocile in una padella con un po' di olio d'oliva. Aggiungi gli spinaci e il formaggio feta, e cuoci fino a quando l'omelette è ben cotta.

- **Benefici:** Ricca di proteine e vitamine, questa omelette fornisce energia e mantiene la sazietà per diverse ore.

3. **Mercoledì: Frullato di Banana e Spinaci con Proteine in Polvere**

- **Ingredienti:** Banana, spinaci freschi, latte di soia, proteine in polvere (preferibilmente vegetali), miele.

- **Preparazione:** Frulla tutti gli ingredienti fino a ottenere una consistenza liscia. Aggiungi miele per dolcificare, se desiderato.

- **Benefici:** Questo frullato combina frutta e verdura con una fonte aggiuntiva di proteine, perfetto per una colazione rapida e nutriente.

Pranzo

1. **Giovedì: Insalata di Tonno con Fagioli e Verdure Miste**

    - **Ingredienti:** Tonno in scatola, fagioli neri, pomodorini, cetrioli, olive nere, insalata mista, olio d'oliva, aceto di mele.

    - **Preparazione:** Mescola il tonno con i fagioli, le verdure e le olive. Condisci con olio d'oliva e aceto di mele.

    - **Benefici:** Un pasto ricco di proteine e fibre, ideale per mantenere alti i livelli di energia durante il giorno.

2. **Venerdì: Riso Integrale con Pollo alla Griglia e Broccoli**

    - **Ingredienti:** Riso integrale, petto di pollo, broccoli, olio d'oliva, spezie a piacere.

    - **Preparazione:** Cuoci il pollo alla griglia e servi con riso integrale e broccoli al vapore. Condisci con olio d'oliva e spezie.

    - **Benefici:** Questo piatto fornisce una buona combinazione di carboidrati complessi, proteine magre e vitamine.

3. **Sabato: Quinoa con Verdure Arrostite e Hummus**

- **Ingredienti:** Quinoa, verdure assortite (come zucchine e peperoni), hummus, olio d'oliva.

- **Preparazione:** Cuoci la quinoa e mescolala con le verdure arrostite. Servi con una porzione di hummus.

- **Benefici:** La quinoa è una buona fonte di proteine vegetali e le verdure arrostite aggiungono un sapore ricco e una dose di nutrienti.

Cena

1. **Domenica: Salmone al Forno con Purè di Patate Dolci e Asparagi**

- **Ingredienti:** Filetti di salmone, patate dolci, asparagi, olio d'oliva, limone.

- **Preparazione:** Cuoci il salmone al forno con un filo di olio d'oliva e limone. Prepara il purè di patate dolci e cuoci gli asparagi al vapore.

- **Benefici:** Un pasto completo che combina proteine di alta qualità con carboidrati complessi e verdure ricche di fibre e vitamine.

2. **Lunedì: Tacos di Tacchino con Salsa di Avocado e Insalata**

- **Ingredienti:** Tacchino macinato, tortillas di mais, avocado, pomodori, lattuga.

- **Preparazione:** Cuoci il tacchino con spezie a piacere. Riempi le tortillas con il tacchino, salsa di avocado (preparata schiacciando l'avocado e mescolandolo con pomodori a cubetti) e insalata.

- **Benefici:** Questa cena offre un buon equilibrio di proteine e verdure, con la salsa di avocado che aggiunge grassi sani.

3. **Martedì: Stufato di Manzo con Carote e Peperoni**

- **Ingredienti:** Cubetti di manzo, carote, peperoni, brodo di carne, erbe aromatiche.

- **Preparazione:** Cuoci i cubetti di manzo in brodo con carote e peperoni fino a quando sono teneri. Aggiungi erbe aromatiche per insaporire.

- **Benefici:** Ricco di proteine e minerali, questo stufato è un pasto caldo e nutriente per la cena.

Questo piano alimentare settimanale per il gruppo sanguigno AB offre una combinazione di piatti proteici e vegetali, facilmente adattabili alle preferenze personali e alle esigenze nutrizionali. Ogni pasto è progettato per fornire un equilibrio ottimale di nutrienti, favorendo un'alimentazione sana e varia.

5. Colazioni Ideali per Ogni Gruppo Sanguigno: Esempi Settimanali e Varietà

Le colazioni sono il pasto più importante della giornata, e per chi segue una dieta basata sul gruppo sanguigno, è essenziale scegliere opzioni che rispettino le esigenze nutrizionali specifiche di ciascun gruppo. Di seguito troverai esempi di colazioni settimanali per i quattro gruppi sanguigni principali, con opzioni varie e facili da preparare, adatte anche ai principianti.

Colazioni per il Gruppo Sanguigno O: Ricco di Proteine

1. **Lunedì: Omelette con Spinaci e Funghi**

- **Ingredienti:** 3 uova, una manciata di spinaci freschi, funghi affettati, olio d'oliva, sale e pepe.

- **Preparazione:** Sbatti le uova e cuocile in una padella con un po' di olio d'oliva. Aggiungi gli spinaci e i funghi. Cuoci fino a che le uova sono ben cotte.

- **Benefici:** Questa omelette è ricca di proteine e ferro, ideale per iniziare la giornata con energia.

2. **Martedì: Smoothie di Frutti di Bosco e Proteine**

- **Ingredienti:** 1 tazza di frutti di bosco misti, 1 tazza di latte di mandorle, 1 cucchiaio di proteine in polvere, 1 cucchiaino di semi di chia.

- **Preparazione:** Frulla tutti gli ingredienti fino a ottenere una consistenza liscia. Servi subito.

- **Benefici:** Fornisce un'ottima combinazione di proteine e antiossidanti, mantenendo il livello di energia alto.

3. **Mercoledì: Pancake di Farina di Mandorle con Frutti Freschi**

- **Ingredienti:** 1 tazza di farina di mandorle, 2 uova, 1 banana matura, 1 cucchiaio di miele, frutti freschi a scelta.

- **Preparazione:** Mescola gli ingredienti per i pancake e cuocili in una padella antiaderente. Servi con frutti freschi.

- **Benefici:** Ricco di proteine e grassi sani, ideale per una colazione energetica.

Colazioni per il Gruppo Sanguigno A: Vegetali e Proteine Magre

1. **Giovedì: Porridge di Avena con Semi di Chia e Frutta**

- **Ingredienti:** 1 tazza di avena, 2 tazze di latte di soia, 1 cucchiaio di semi di chia, frutta fresca a scelta (come mele o pere).

- **Preparazione:** Cuoci l'avena nel latte di soia fino a ottenere una consistenza cremosa. Aggiungi i semi di chia e la frutta.

- **Benefici:** Ottima fonte di fibre e proteine vegetali, adatta per un inizio di giornata equilibrato.

2. Venerdì: Yogurt di Soia con Noci e Miele

- **Ingredienti:** 1 tazza di yogurt di soia, 2 cucchiai di noci tritate, 1 cucchiaino di miele.

- **Preparazione:** Mescola lo yogurt con le noci e il miele. Servi subito.

- **Benefici:** Questa colazione è ricca di proteine e grassi sani, ideale per una colazione veloce e nutriente.

3. Sabato: Frittata di Verdure con Tofu

- **Ingredienti:** 200 g di tofu, 1 tazza di verdure miste (come peperoni e zucchine), 2 uova, olio d'oliva.

- **Preparazione:** Cuoci le verdure in una padella con olio d'oliva, poi aggiungi il tofu e le uova sbattute. Cuoci fino a quando è ben cotto.

- **Benefici:** Ricca di proteine e vitamine, è un'ottima scelta per una colazione saziante.

Colazioni per il Gruppo Sanguigno B: Varietà di Nutrienti Bilanciati

1. **Domenica: Toast di Segale con Avocado e Uova**

   - **Ingredienti:** 2 fette di pane di segale, 1 avocado maturo, 2 uova, sale e pepe.

   - **Preparazione:** Tosta il pane, schiaccia l'avocado e spalma sul pane. Cuoci le uova come preferisci e servile sopra l'avocado.

   - **Benefici:** Questa colazione offre un buon equilibrio di carboidrati complessi e proteine, con grassi sani dall'avocado.

2. **Lunedì: Porridge di Quinoa con Frutta e Noci**

   - **Ingredienti:** 1 tazza di quinoa, 2 tazze di latte di cocco, frutta secca a scelta (come albicocche secche e noci).

   - **Preparazione:** Cuoci la quinoa nel latte di cocco fino a ottenere una consistenza cremosa. Aggiungi la frutta secca e servi.

   - **Benefici:** Ricca di proteine e fibre, è una colazione saziante e nutriente.

3. **Martedì: Smoothie di Mango e Spinaci**

- **Ingredienti:** 1 mango, una manciata di spinaci freschi, 1 tazza di latte di mandorle, 1 cucchiaino di semi di chia.

- **Preparazione:** Frulla tutti gli ingredienti fino a ottenere una consistenza liscia.

- **Benefici:** Questo smoothie è ricco di vitamine e minerali, ideale per una colazione leggera e rinfrescante.

Colazioni per il Gruppo Sanguigno AB: Combinazioni di Proteine e Verdure

1. **Mercoledì: Omelette con Pomodori e Basilico**

- **Ingredienti:** 3 uova, pomodorini tagliati, basilico fresco, olio d'oliva, sale e pepe.

- **Preparazione:** Sbatti le uova e cuocile con pomodorini e basilico in una padella con olio d'oliva.

- **Benefici:** Una colazione ricca di proteine e antiossidanti, ottima per iniziare la giornata.

2. **Giovedì: Yogurt Greco con Frutta e Semi di Zucca**

- **Ingredienti:** 1 tazza di yogurt greco, frutta fresca a scelta, 2 cucchiai di semi di zucca.

- **Preparazione:** Mescola lo yogurt con la frutta e i semi di zucca.

- **Benefici:** Ottimo per una colazione ricca di proteine e nutrienti, che favorisce una buona digestione.

3. **Venerdì: Pancake di Farina di Grano Saraceno con Mirtilli**

- **Ingredienti:** 1 tazza di farina di grano saraceno, 2 uova, 1 tazza di latte di riso, mirtilli freschi.

- **Preparazione:** Mescola gli ingredienti e cuoci i pancake in una padella antiaderente. Servi con i mirtilli.

- **Benefici:** I pancake di grano saraceno sono un'ottima fonte di proteine e fibre, con i mirtilli che aggiungono antiossidanti.

Questo approccio settimanale alle colazioni consente di personalizzare la tua dieta in base al gruppo sanguigno, garantendo che tu possa iniziare ogni giorno con nutrienti adeguati e sapori variati, facilitando una dieta equilibrata e sostenibile.

6. Pranzi Sani e Nutrienti: Pianificazione Settimanale per Ogni Tipo di Gruppo Sanguigno

Un pranzo equilibrato e nutriente è essenziale per mantenere alti i livelli di energia e per una buona salute generale. Per ciascun gruppo sanguigno, è importante scegliere cibi che rispettino le specifiche esigenze nutrizionali. Di seguito, troverai un piano settimanale di pranzi sani, facili da preparare e bilanciati, adatti a ogni tipo di gruppo sanguigno.

Pranzi per il Gruppo Sanguigno O: Concentrati su Proteine e Verdure

1. **Lunedì: Insalata di Pollo alla Griglia**

   - **Ingredienti:** 150 g di petto di pollo grigliato, insalata mista, pomodorini, cetrioli, olio d'oliva, aceto balsamico, sale e pepe.

   - **Preparazione:** Griglia il pollo e taglialo a strisce. Mescola con l'insalata, i pomodorini e i cetrioli. Condisci con olio d'oliva, aceto balsamico, sale e pepe.

   - **Benefici:** Alta quantità di proteine e fibre, ottima per una sazietà prolungata e una digestione sana.

2. **Martedì: Stir-Fry di Manzo e Verdure**

   - **Ingredienti:** 200 g di manzo a strisce, broccoli, peperoni, carote, salsa di soia, olio di sesamo.

- **Preparazione:** Saltare il manzo in olio di sesamo fino a cottura. Aggiungere le verdure e la salsa di soia, cuocere fino a quando le verdure sono croccanti.

- **Benefici:** Un pranzo ricco di proteine e vitamine, veloce e nutriente.

3. Mercoledì: Zuppa di Tacchino e Ortaggi

- **Ingredienti:** 200 g di tacchino tritato, cipolla, carote, sedano, brodo di pollo, timo, sale e pepe.

- **Preparazione:** Cuocere il tacchino con le cipolle, le carote e il sedano. Aggiungere il brodo e il timo, cuocere fino a quando le verdure sono tenere.

- **Benefici:** Fornisce proteine magre e molte fibre grazie agli ortaggi.

Pranzi per il Gruppo Sanguigno A: Dieta Vegetale e Proteine Magre

1. Giovedì: Insalata di Quinoa e Legumi

- **Ingredienti:** 1 tazza di quinoa cotta, 1/2 tazza di ceci cotti, pomodorini, cetrioli, prezzemolo, olio d'oliva, succo di limone.

- **Preparazione:** Mescolare la quinoa con i ceci, i pomodorini e i cetrioli. Condire con olio d'oliva, succo di limone e prezzemolo.

- **Benefici:** Ricca di proteine vegetali e fibre, ideale per una digestione sana e una lunga sazietà.

2. **Venerdì: Tofu Saltato con Verdure**

- **Ingredienti:** 200 g di tofu, zucchine, peperoni, funghi, salsa di soia, zenzero fresco.

- **Preparazione:** Saltare il tofu in una padella con un po' di olio fino a doratura. Aggiungere le verdure e la salsa di soia, cuocere fino a quando le verdure sono tenere.

- **Benefici:** Ottima fonte di proteine vegetali e antiossidanti.

3. **Sabato: Wrap di Lattuga con Hummus e Verdure**

- **Ingredienti:** Foglie di lattuga, hummus, carote a julienne, peperoni, avocado.

- **Preparazione:** Spalma l'hummus sulle foglie di lattuga, aggiungi le verdure e arrotola. Servi subito.

- **Benefici:** Leggero e ricco di fibre e grassi sani, perfetto per una pausa pranzo veloce.

Pranzi per il Gruppo Sanguigno B: Varietà di Nutrienti Bilanciati

1. **Domenica: Insalata di Salmone e Avocado**

- **Ingredienti:** 150 g di salmone grigliato, insalata mista, avocado, pomodorini, olio d'oliva, limone.

- **Preparazione:** Griglia il salmone e taglialo a pezzi. Mescola con l'insalata, l'avocado e i pomodorini. Condisci con olio d'oliva e succo di limone.

- **Benefici:** Un pranzo ricco di omega-3 e grassi sani, con un ottimo bilanciamento di nutrienti.

2. **Lunedì: Riso Integrale con Pollo e Verdure**

- **Ingredienti:** 1 tazza di riso integrale cotto, 200 g di petto di pollo, piselli, carote, olio d'oliva.

- **Preparazione:** Cuoci il pollo e le verdure in una padella con olio d'oliva. Mescola con il riso integrale cotto.

- **Benefici:** Una combinazione bilanciata di carboidrati complessi e proteine.

3. **Martedì: Zuppa di Legumi e Verdure**

- **Ingredienti:** 1 tazza di legumi misti (lenticchie, fagioli), pomodori, cipolla, carote, brodo vegetale.

- **Preparazione:** Cuocere i legumi con le verdure e il brodo fino a quando tutto è ben cotto.

- **Benefici:** Ricca di proteine e fibre, ideale per un pranzo sostanzioso e nutriente.

Pranzi per il Gruppo Sanguigno AB: Combinazioni di Proteine e Verdure

1. **Mercoledì: Insalata di Pollo e Verdure a Crudo**

- **Ingredienti:** 150 g di petto di pollo grigliato, insalata mista, avocado, pomodorini, cetrioli, olio d'oliva.

- **Preparazione:** Mescola il pollo grigliato con l'insalata e le verdure. Condisci con olio d'oliva.

- **Benefici:** Combinazione equilibrata di proteine e verdure fresche, ottima per una digestione leggera.

2. **Giovedì: Riso Basmati con Tofu e Verdure**

- **Ingredienti:** 1 tazza di riso basmati cotto, 200 g di tofu, broccoli, carote, salsa di soia.

- **Preparazione:** Cuocere il tofu e le verdure in una padella con salsa di soia. Mescolare con il riso basmati.

- **Benefici:** Un pranzo che offre una buona combinazione di proteine vegetali e carboidrati.

3. **Venerdì: Wrap di Pollo e Verdure**

- **Ingredienti:** 1 tortilla integrale, 150 g di pollo grigliato, peperoni, lattuga, hummus.

- **Preparazione:** Spalma l'hummus sulla tortilla, aggiungi il pollo e le verdure, arrotola e servi.

- **Benefici:** Un pranzo veloce e nutriente, ricco di proteine e fibre.

Questo piano settimanale di pranzi offre una varietà di opzioni nutrienti e facili da preparare, assicurando che ogni gruppo sanguigno riceva i nutrienti di cui ha bisogno. Adatta questi suggerimenti alle tue preferenze personali e alle tue esigenze alimentari per mantenere una dieta equilibrata e soddisfacente.

7. Cene Leggere e Nutritive: Piani Settimanali Adatti ai Diversi Gruppi Sanguigni

Una cena leggera e nutriente è essenziale per concludere la giornata senza appesantirsi e per favorire un buon riposo notturno. Ecco una guida per pianificare cene sane e bilanciate per ciascun gruppo sanguigno, con ricette semplici e facili da preparare.

Cene per il Gruppo Sanguigno O: Proteine Magre e Verdure Grigliate

1. **Lunedì: Filetto di Manzo con Asparagi e Funghi**

   - **Ingredienti:** 200 g di filetto di manzo, asparagi, funghi champignon, olio d'oliva, sale e pepe.

   - **Preparazione:** Griglia il filetto di manzo fino al grado di cottura desiderato. In una padella, salta gli asparagi e i funghi con un po' di olio d'oliva, sale e pepe. Servi il filetto con le verdure.

   - **Benefici:** Ricco di proteine e vitamine, ottimo per una cena saziante e leggera.

2. **Martedì: Zuppa di Pollo e Spinaci**

   - **Ingredienti:** 200 g di petto di pollo, brodo di pollo, spinaci freschi, cipolla, sale e pepe.

- **Preparazione:** Cuoci il pollo in brodo fino a
  cottura. Aggiungi cipolla tritata e spinaci. Cuoci
  fino a quando gli spinaci sono appassiti. Condisci
  con sale e pepe.

- **Benefici:** Ottima fonte di proteine e minerali, con
  un effetto saziante ma leggero.

3. **Mercoledì: Sgombro al Forno con Verdure Miste**

- **Ingredienti:** 200 g di sgombro, zucchine,
  peperoni, pomodorini, olio d'oliva, limone.

- **Preparazione:** Condisci il pesce con olio d'oliva,
  succo di limone, sale e pepe. Cuoci al forno con
  le verdure tagliate a pezzi fino a doratura.

- **Benefici:** Fornisce proteine magre e acidi grassi
  omega-3, con un alto contenuto di vitamine.

**Cene per il Gruppo Sanguigno A: Piatti Vegetali e Proteine
Leggere**

1. **Giovedì: Curry di Lenticchie e Verdure**

- **Ingredienti:** 1 tazza di lenticchie, broccoli,
  carote, cipolla, latte di cocco, curry in polvere,
  sale.

- **Preparazione:** Cuoci le lenticchie in acqua fino a renderle tenere. In una padella, salta cipolla e verdure con curry in polvere, aggiungi il latte di cocco e le lenticchie cotte. Cuoci fino a quando le verdure sono tenere.

- **Benefici:** Rende il pasto ricco di fibre e proteine vegetali, con un tocco esotico grazie al curry.

2. **Venerdì: Tofu al Sesamo con Insalata di Cavolo**

- **Ingredienti:** 200 g di tofu, semi di sesamo, cavolo, carote, olio di sesamo, salsa di soia.

- **Preparazione:** Taglia il tofu a cubetti e cuoci in una padella con olio di sesamo e semi di sesamo. Servi con un'insalata di cavolo e carote condite con salsa di soia.

- **Benefici:** Una cena ricca di proteine vegetali e vitamine, leggera e nutriente.

3. **Sabato: Frittata di Verdure**

- **Ingredienti:** 3 uova, spinaci, pomodorini, cipolla, olio d'oliva, sale e pepe.

- **Preparazione:** Sbatti le uova e aggiungi le verdure tritate. Versa in una padella con olio d'oliva e cuoci fino a quando la frittata è ben cotta.

- **Benefici:** Fonte di proteine e nutrienti con una preparazione veloce e semplice.

Cene per il Gruppo Sanguigno B: Equilibrio di Proteine e Carboidrati

1. Domenica: Pollo al Curry con Riso Integrale

- **Ingredienti:** 200 g di petto di pollo, riso integrale, curry in polvere, cipolla, pomodori, olio d'oliva.

- **Preparazione:** Cuoci il pollo con cipolla e curry in polvere fino a doratura. Servi con riso integrale cotto e pomodori freschi.

- **Benefici:** Un piatto bilanciato che offre proteine e carboidrati complessi, ottimo per una cena completa e nutriente.

2. Lunedì: Insalata di Tonno e Avocado

- **Ingredienti:** 150 g di tonno in scatola, avocado, insalata mista, pomodorini, olio d'oliva, succo di limone.

- **Preparazione:** Mescola il tonno con l'avocado, l'insalata e i pomodorini. Condisci con olio d'oliva e succo di limone.

- **Benefici:** Ricco di proteine e grassi sani, ideale per una cena leggera ma sostanziosa.

3. **Martedì: Omelette di Funghi e Spinaci**

- **Ingredienti:** 3 uova, funghi, spinaci, olio d'oliva, sale e pepe.

- **Preparazione:** Cuoci i funghi e gli spinaci in una padella con olio d'oliva. Aggiungi le uova sbattute e cuoci fino a formare un'omelette.

- **Benefici:** Fornisce una buona dose di proteine e minerali, con una preparazione veloce e semplice.

Cene per il Gruppo Sanguigno AB: Flessibilità e Combinazioni Nutrienti

1. **Mercoledì: Salmone al Forno con Asparagi**

- **Ingredienti:** 200 g di salmone, asparagi, olio d'oliva, limone, aneto.

- **Preparazione:** Condisci il salmone con olio d'oliva, succo di limone e aneto. Cuoci al forno con gli asparagi fino a quando il salmone è cotto.

- **Benefici:** Una cena ricca di omega-3 e vitamine, con una preparazione semplice e veloce.

2. **Giovedì: Insalata di Pollo e Quinoa**

- **Ingredienti:** 150 g di pollo grigliato, 1 tazza di quinoa cotta, cetrioli, pomodorini, olive nere, olio d'oliva.

- **Preparazione:** Mescola il pollo con la quinoa e le verdure. Condisci con olio d'oliva.

- **Benefici:** Una cena che combina proteine magre e carboidrati complessi, perfetta per mantenere l'equilibrio nutrizionale.

3. **Venerdì: Zuppa di Verdure e Fagioli**

- **Ingredienti:** 1 tazza di fagioli cotti, pomodori, cipolla, carote, brodo vegetale, spezie.

- **Preparazione:** Cuoci tutte le verdure con il brodo e le spezie fino a quando sono tenere. Aggiungi i fagioli e cuoci per alcuni minuti.

- **Benefici:** Fornisce una buona combinazione di proteine e fibre, ideale per una cena leggera e nutriente.

Questo piano di cene settimanali offre opzioni gustose e adatte a ciascun gruppo sanguigno, garantendo varietà e equilibrio nutrizionale. Adatta questi suggerimenti alle tue preferenze e necessità personali per mantenere una dieta sana e soddisfacente.

8. Spuntini e Dessert: Esempi Settimanali di Opzioni Salutari per Ogni Gruppo Sanguigno

Gli spuntini e i dessert sono essenziali per mantenere stabili i livelli di energia e soddisfare i piccoli appetiti durante la giornata. Tuttavia, è importante scegliere opzioni che siano in linea con il tipo di gruppo sanguigno per ottimizzare la salute e il benessere. Di seguito trovi esempi settimanali di spuntini e dessert salutari e adatti a ciascun gruppo sanguigno.

Spuntini e Dessert per il Gruppo Sanguigno O: Adatti alle Alte Proteine e Bassi in Carboidrati

1. **Lunedì: Bastoncini di Sedano con Hummus di Ceci**

   - **Ingredienti:** Bastoncini di sedano, 1 tazza di hummus di ceci (fatto in casa o acquistato).

   - **Preparazione:** Usa i bastoncini di sedano per intingere nell'hummus di ceci. Questo spuntino offre una combinazione di fibre e proteine.

   - **Benefici:** Sano e ricco di proteine, aiuta a mantenere il senso di sazietà.

2. **Martedì: Yogurt Greco con Noci e Semi di Chia**

   - **Ingredienti:** 1 tazza di yogurt greco naturale, 2 cucchiai di noci tritate, 1 cucchiaio di semi di chia.

   - **Preparazione:** Mescola lo yogurt greco con le noci e i semi di chia.

- **Benefici:** Ricco di proteine e acidi grassi sani, ottimo per uno spuntino nutriente.

3. **Mercoledì: Uova Sode con Avocado**

- **Ingredienti:** 2 uova sode, 1/2 avocado.

- **Preparazione:** Sbuccia e taglia l'avocado a fette. Servi con le uova sode, magari spolverate con un po' di sale e pepe.

- **Benefici:** Alta in proteine e grassi sani, questa combinazione aiuta a mantenere energia e sazietà.

Spuntini e Dessert per il Gruppo Sanguigno A: Concentrato su Opzioni Vegetali e Leggere

1. **Giovedì: Smoothie Verde con Spinaci e Kiwi**

- **Ingredienti:** 1 tazza di spinaci freschi, 1 kiwi, 1 banana, 1 tazza di acqua o latte di mandorla.

- **Preparazione:** Frulla tutti gli ingredienti fino ad ottenere una consistenza liscia.

- **Benefici:** Ricco di vitamine e minerali, ottimo per uno spuntino leggero e rinfrescante.

2. **Venerdì: Hummus con Bastoncini di Carote e Peperoni**

- **Ingredienti:** 1 tazza di hummus (fatto in casa o acquistato), bastoncini di carote e peperoni.

- **Preparazione:** Utilizza le verdure tagliate come intingolo per l'hummus.

- **Benefici:** Una combinazione di fibre e proteine vegetali, perfetta per uno spuntino nutriente.

3. **Sabato: Mela a Fette con Burro di Mandorle**

- **Ingredienti:** 1 mela, 2 cucchiai di burro di mandorle.

- **Preparazione:** Taglia la mela a fette e spalma il burro di mandorle su di esse.

- **Benefici:** Ricco di fibre e grassi sani, questo spuntino è ideale per mantenere l'energia.

Spuntini e Dessert per il Gruppo Sanguigno B: Varietà di Alimenti e Nutrienti Bilanciati

1. **Domenica: Yogurt Naturale con Miele e Frutta Secca**

- **Ingredienti:** 1 tazza di yogurt naturale, 1 cucchiaio di miele, 2 cucchiai di frutta secca mista (come mandorle e noci).

- **Preparazione:** Mescola il miele nello yogurt e guarnisci con la frutta secca.

- **Benefici:** Un ottimo equilibrio tra proteine, carboidrati e grassi sani.

2. Lunedì: Spiedini di Pollo e Peperoni

- **Ingredienti:** Pezzi di pollo grigliato, peperoni rossi e verdi, spiedini di legno.

- **Preparazione:** Infilza i pezzi di pollo e i peperoni sugli spiedini e griglia fino a doratura.

- **Benefici:** Ricco di proteine e vitamine, questo spuntino è saziante e nutriente.

3. Martedì: Budino di Chia con Frutti di Bosco

- **Ingredienti:** 1/4 tazza di semi di chia, 1 tazza di latte di mandorla, 1/2 tazza di frutti di bosco.

- **Preparazione:** Mescola i semi di chia con il latte di mandorla e lascia riposare in frigorifero per almeno 4 ore. Guarnisci con frutti di bosco.

- **Benefici:** Alta in fibre e antiossidanti, ideale per un dessert sano e leggero.

**Spuntini e Dessert per il Gruppo Sanguigno AB:
Combinazioni di Proteine e Verdure**

1. **Mercoledì: Smoothie di Frutta e Proteine**

- **Ingredienti:** 1 tazza di frutti di bosco misti, 1 banana, 1 misurino di proteine in polvere, 1 tazza di latte di soia.

- **Preparazione:** Frulla tutti gli ingredienti fino ad ottenere una consistenza liscia.

- **Benefici:** Un modo facile per integrare proteine e frutta, ideale per uno spuntino dopo l'allenamento.

2. **Giovedì: Fette di Cucumber con Formaggio di Capra**

- **Ingredienti:** 1 cetriolo, 100 g di formaggio di capra.

- **Preparazione:** Taglia il cetriolo a fette e guarniscile con una piccola quantità di formaggio di capra.

- **Benefici:** Una combinazione leggera e ricca di proteine, ottima per uno spuntino veloce.

3. **Venerdì: Muffin ai Mirtilli con Farina di Mandorle**

- **Ingredienti:** 1 tazza di farina di mandorle, 1/2 tazza di mirtilli freschi, 2 uova, 1/4 tazza di miele.

- **Preparazione:** Mescola tutti gli ingredienti e
  cuoci in forno a 180°C per circa 20 minuti.

- **Benefici:** Un dessert senza glutine e ricco di
  nutrienti, perfetto per una dolce conclusione della
  giornata.

Questi spuntini e dessert offrono varietà e soddisfazione senza
compromettere la salute, rispettando le linee guida per ogni tipo
di gruppo sanguigno. Sono facili da preparare e ideali per
mantenere l'energia durante la giornata o per concedersi un
dolce sano.

IX. Tecniche di Preparazione e Pianificazione dei Pasti

1. Organizzazione della Cucina: Creare uno Spazio Efficiente per la Preparazione dei Pasti

L'organizzazione della cucina è un passo cruciale per chi desidera seguire una dieta basata sui gruppi sanguigni in modo efficiente e senza stress. Un ambiente di lavoro ben organizzato non solo semplifica la preparazione dei pasti, ma aiuta anche a mantenere la dieta sana e varia, riducendo il tempo trascorso in cucina e aumentando il piacere di cucinare.

1. Ottimizzare lo Spazio

Il primo passo per creare uno spazio efficiente è ottimizzare l'uso della tua cucina. Inizia con una pulizia approfondita: rimuovi gli utensili inutilizzati e i cibi scaduti. Dopo aver liberato spazio, organizza gli armadietti e i cassetti in base alla frequenza di utilizzo. Gli utensili e gli ingredienti che usi quotidianamente dovrebbero essere facilmente accessibili, mentre quelli usati raramente possono essere riposti in alto o in fondo.

Per chi segue una dieta basata sui gruppi sanguigni, è utile avere una zona dedicata per gli ingredienti specifici di ciascun gruppo. Ad esempio, puoi avere contenitori separati per alimenti consigliati per il gruppo sanguigno O, A, B, e AB. Utilizza etichette chiare per identificare rapidamente ogni tipo di alimento, come cereali, legumi, e proteine.

2. Zone di Lavoro Distinte

Organizza la tua cucina in zone di lavoro distinte per migliorare l'efficienza. Creare una zona di preparazione (per lavare, tagliare e preparare gli ingredienti), una zona di cottura (dove si trova il piano cottura e il forno), e una zona di pulizia (dove lavare i piatti e pulire le superfici) aiuterà a mantenere il flusso di lavoro fluido e ordinato.

Includi un piano di lavoro spazioso e ben illuminato nella zona di preparazione. Utilizza taglieri separati per carne e verdure per evitare contaminazioni incrociate e per rispettare le linee guida dietetiche specifiche per i gruppi sanguigni.

3. Pianificazione delle Scorte

Un altro aspetto fondamentale dell'organizzazione è la pianificazione delle scorte. Per evitare sprechi e garantire che gli ingredienti freschi siano sempre disponibili, prepara una lista della spesa basata sui menù settimanali. Organizza i tuoi acquisti in modo da includere solo alimenti consigliati per il tuo gruppo sanguigno. Conserva gli ingredienti in contenitori ermetici per mantenerli freschi più a lungo e ridurre il rischio di contaminazione.

4. Utilizzo di Contenitori e Utensili

Investi in contenitori di qualità e utensili che semplificano la preparazione dei pasti. I contenitori trasparenti aiutano a visualizzare rapidamente ciò che hai a disposizione, mentre gli utensili multipli, come coltelli affilati e grattugie, velocizzano il lavoro. Considera l'uso di un'app o di un planner per tenere traccia degli ingredienti e delle ricette consigliate per il tuo gruppo sanguigno.

5. Mantenere l'Ordine e la Pulizia

Infine, mantieni l'ordine e la pulizia nella tua cucina per un ambiente di lavoro più efficiente e salutare. Pulisci immediatamente dopo aver preparato i pasti e organizza una routine settimanale per la pulizia profonda degli armadietti e degli elettrodomestici. L'ordine nella cucina non solo migliora l'efficienza, ma previene anche contaminazioni e problemi di salute.

Esempi di Organizzazione:

- **Zona di Preparazione:** Taglieri separati, coltelli ben affilati, contenitori per misurare gli ingredienti.

- **Zona di Cottura:** Forno e piano cottura puliti, utensili da cucina come spatole e mestoli pronti all'uso.

- **Zona di Pulizia:** Lavastoviglie o lavandino pulito, strofinacci e detergenti a disposizione.

Organizzare la cucina con queste tecniche garantirà un ambiente di lavoro più produttivo e meno stressante, permettendoti di seguire con successo la tua dieta basata sui gruppi sanguigni.

2. Tecniche di Pianificazione Settimanale: Creare Menù Bilanciati e Variegati

La pianificazione settimanale dei pasti è essenziale per seguire una dieta basata sui gruppi sanguigni con successo. Un menù ben pianificato non solo garantisce l'assunzione di tutti i nutrienti necessari, ma facilita anche la gestione del tempo e delle risorse in cucina. Ecco come creare menù bilanciati e variegati per ogni gruppo sanguigno, con tecniche pratiche e consigli utili.

1. Definire le Linee Guida della Dieta

Prima di pianificare i pasti, è fondamentale avere chiaro quali sono gli alimenti consigliati e sconsigliati per il proprio gruppo sanguigno. Per esempio:

- **Gruppo Sanguigno O:** Predilige proteine animali, verdure e frutta, mentre limita i cereali e i latticini.

- **Gruppo Sanguigno A:** Beneficia di una dieta vegetale, ricca di cereali integrali e legumi, con una moderata quantità di proteine magre.

- **Gruppo Sanguigno B:** Può includere una varietà di alimenti, come latticini e carni magre, ma dovrebbe evitare il pollo e il grano.

- **Gruppo Sanguigno AB:** Adatta una dieta mista, combinando proteine magre, pesce e verdure, ma limitando alcuni legumi e cereali.

2. Creare un Piano Settimanale

La pianificazione settimanale dei pasti inizia con la creazione di un piano dettagliato per ogni giorno della settimana. Questo approccio aiuta a mantenere la varietà e a garantire un equilibrio nutrizionale. Ecco un esempio pratico di piano settimanale per il gruppo sanguigno A:

- **Lunedì:**

    - **Colazione:** Smoothie di spinaci, banana e latte di mandorla

    - **Pranzo:** Insalata di quinoa con ceci, pomodorini e avocado

    - **Cena:** Zuppa di lenticchie con carote e sedano

- **Martedì:**

    - **Colazione:** Yogurt di soia con frutti di bosco e semi di chia

    - **Pranzo:** Wrap di lattuga con hummus e verdure grigliate

    - **Cena:** Curry di tofu con broccoli e riso integrale

3. Pianificazione dei Pasti e Spese

Prepara una lista della spesa basata sul piano settimanale dei pasti. Dividi gli ingredienti in categorie come frutta e verdura, proteine, cereali e latticini (se consentiti). Questa lista dovrebbe includere solo gli alimenti consigliati per il tuo gruppo sanguigno, evitando quelli non adatti. Utilizza anche una lista di ricette per aiutarti a pianificare i pasti e assicurarti di avere tutti gli ingredienti necessari.

4. Pre-Preparazione e Conservazione

Per facilitare la preparazione dei pasti durante la settimana, considera di fare una pre-preparazione degli ingredienti. Ad esempio, cuoci una grande quantità di cereali o legumi e conservali in frigorifero o congelatore. Lavora e taglia le verdure in anticipo e riponile in contenitori ermetici. La pre-preparazione riduce il tempo di cottura e rende più facile seguire il piano alimentare.

5. Bilanciare Nutrienti e Porzioni

Assicurati che ogni pasto contenga una giusta proporzione di macronutrienti: proteine, carboidrati e grassi. Un piatto ideale per il gruppo sanguigno A, per esempio, potrebbe includere una porzione di cereali integrali (carboidrati), legumi o tofu (proteine) e una grande porzione di verdure (fibra e micronutrienti). Utilizza una bilancia da cucina e strumenti di misurazione per garantire porzioni corrette e bilanciate.

6. Varietà e Adattamenti

Varietà è la chiave per mantenere l'interesse e il piacere dei pasti. Cambia le ricette e sperimenta nuovi alimenti che rientrano nelle linee guida per il tuo gruppo sanguigno. Adatta il piano settimanale alle stagioni e agli ingredienti freschi disponibili. Includi anche alcune ricette preferite o comfort food, ma sempre conformi alle raccomandazioni per il gruppo sanguigno.

7. Monitoraggio e Revisione

Infine, è utile tenere un diario alimentare per monitorare la risposta del corpo alla dieta e identificare eventuali aree di miglioramento. Rivedi e adatta il piano settimanale in base ai tuoi risultati, alle preferenze personali e alle esigenze nutrizionali.

Con una pianificazione settimanale ben strutturata, potrai seguire facilmente la dieta per il tuo gruppo sanguigno, mantenendo una varietà di pasti nutrienti e gustosi.

3. Preparazione Anticipata: Come Ottimizzare il Tempo con la Preparazione dei Pasti in Anticipo

La preparazione anticipata dei pasti è una strategia efficace per gestire il tempo e garantire che ogni pasto rispetti le linee guida dietetiche per il proprio gruppo sanguigno. Questo approccio consente di ridurre lo stress quotidiano legato alla preparazione dei pasti e assicura che gli alimenti siano sempre freschi e nutrienti. Ecco come ottimizzare il tempo con la preparazione dei pasti in anticipo, con esempi pratici e tecniche adatte ai principianti.

1. Pianificazione dei Menu Settimanali

La preparazione anticipata inizia con una pianificazione dettagliata dei menu settimanali. Dedica del tempo all'inizio della settimana per creare un piano dei pasti che rispetti le linee guida del tuo gruppo sanguigno. Per esempio, se appartieni al gruppo sanguigno O, il piano potrebbe includere ricette ad alto contenuto proteico e basso contenuto di cereali. Segui questi passaggi per creare un piano efficace:

- **Definisci le Ricette:** Scegli ricette adatte per colazione, pranzo, cena e spuntini che rientrano nelle raccomandazioni dietetiche. Utilizza un mix di piatti freschi e cotti che possono essere facilmente conservati.

- **Crea una Lista della Spesa:** Basata sul piano settimanale, la lista della spesa deve includere tutti gli ingredienti necessari. Dividi gli ingredienti in categorie per facilitare l'acquisto.

2. Pre-Preparazione degli Ingredienti

Una volta che il piano è stato definito, la pre-preparazione degli ingredienti è fondamentale. Questo processo riduce il tempo di cottura durante la settimana. Ecco come organizzare la pre-preparazione:

- **Lavaggio e Taglio:** Lava e taglia le verdure, frutta e proteine come pollo o tofu. Conserva questi ingredienti in contenitori ermetici in frigorifero per una settimana di utilizzo.

- **Cottura di Base:** Cucina una grande quantità di cereali (come riso integrale) o legumi (come lenticchie) in anticipo. Questi possono essere congelati in porzioni individuali e scongelati al bisogno.

3. Preparazione dei Pasti Completi

Per ottimizzare il tempo, prepara pasti completi da conservare in frigorifero o congelatore. Utilizza contenitori ermetici di diverse dimensioni per porzionare i pasti. Ecco alcuni suggerimenti per la preparazione dei pasti:

- **Preparazione di Porzioni:** Cucina piatti principali come zuppe, stufati o casseruole in grandi quantità. Dividili in porzioni singole e conservali in frigorifero per un massimo di 4 giorni o congelali per una durata più lunga.

- **Snack e Colazioni:** Prepara porzioni di snack salutari, come barrette di cereali fatte in casa o mix di frutta secca e semi. Per le colazioni, considera preparare overnight oats o smoothies da conservare in frigorifero.

4. Tecniche di Conservazione

La corretta conservazione degli alimenti è cruciale per mantenere la freschezza e prevenire il deterioramento. Segui questi consigli per una conservazione efficace:

- **Contenitori Adeguati:** Utilizza contenitori ermetici e adatti per il congelamento. I sacchetti per il congelatore con chiusura ermetica sono ideali per porzioni di alimenti che verranno congelati.

- **Etichettatura:** Etichetta ogni contenitore con la data di preparazione e il tipo di alimento. Questo aiuta a mantenere l'ordine e a utilizzare gli alimenti in base alla loro freschezza.

5. Strategia di Riscaldamento

Riscaldare i pasti preparati richiede attenzione per garantire che i cibi conservino il loro valore nutrizionale. Ecco alcuni suggerimenti per un riscaldamento efficace:

- **Riscaldamento Uniforme:** Riscalda i pasti in modo uniforme utilizzando il microonde o il forno. Mescola i cibi a metà cottura per evitare che alcune parti siano troppo calde mentre altre rimangono fredde.

- **Controllo della Temperatura:** Assicurati che i pasti raggiungano una temperatura interna di almeno 74°C (165°F) per garantire che siano sicuri da mangiare.

6. Rotazione dei Pasti

Per evitare la noia e mantenere l'interesse nella dieta, ruota i pasti preparati durante la settimana. Mantieni una varietà di piatti e ingredienti per garantire che la dieta sia sia nutriente che soddisfacente.

7. Monitoraggio e Adattamenti

Infine, monitora l'efficacia della preparazione anticipata e apporta eventuali modifiche necessarie. Se alcuni pasti o ingredienti non vengono utilizzati come previsto, adatta il piano e la preparazione per meglio rispondere alle tue esigenze.

Con una preparazione anticipata ben organizzata, puoi risparmiare tempo e assicurarti di seguire correttamente la dieta per il tuo gruppo sanguigno, mantenendo i pasti freschi, gustosi e nutrienti.

4. Tecniche di Cottura Adatte ai Diversi Gruppi Sanguigni: Metodi e Suggerimenti

Ogni gruppo sanguigno ha esigenze specifiche che influenzano le scelte dietetiche e, di conseguenza, le tecniche di cottura più adatte. Adottare metodi di cottura corretti non solo migliora il sapore e la consistenza degli alimenti, ma aiuta anche a mantenere i valori nutrizionali e a garantire che i pasti siano conformi alle linee guida dietetiche per il proprio gruppo sanguigno. Di seguito, esploreremo tecniche di cottura adatte ai diversi gruppi sanguigni, offrendo suggerimenti pratici per principianti.

1. Gruppo Sanguigno O: Cottura ad Alta Temperatura e Alimenti Proteici

Il gruppo sanguigno O beneficia di metodi di cottura che preservano la qualità delle proteine animali, poiché questo gruppo sanguigno è noto per trarre vantaggio da una dieta ricca di carne e pesce. Le tecniche di cottura consigliate includono:

- **Grigliatura:** Grigliare carne e pesce ad alta temperatura aiuta a sigillare i succhi e a preservare il sapore. Ad esempio, una bistecca di manzo può essere grigliata a fuoco alto per mantenere una consistenza succosa. Marinare le carni in una miscela di erbe e spezie, senza zucchero aggiunto, migliora il sapore e aggiunge benefici nutrizionali.

- **Arrosto:** La cottura al forno a temperatura elevata (circa 200°C) è ideale per arrosti di manzo o pollo. L'arrosto consente di cuocere uniformemente e di ottenere una crosta dorata, riducendo la necessità di grassi aggiunti. Per esempio, arrostire un petto di pollo con erbe aromatiche come rosmarino e timo rende il piatto ricco e saporito.

- **Sauté:** Saltare in padella con poco olio di oliva è un metodo veloce e sano per cucinare carne e verdure. Questo metodo preserva le vitamine e i minerali delle verdure, mantenendo al contempo la qualità della proteina.

2. Gruppo Sanguigno A: Cottura Leggera e Alimenti Vegetali

Il gruppo sanguigno A prospera con una dieta basata principalmente su vegetali e proteine magre. Le tecniche di cottura che meglio si adattano a questo gruppo includono:

- **Vapore:** Cuocere a vapore verdure come broccoli, carote e cavoli preserva le vitamine e i minerali. L'uso di una vaporiera a due livelli consente di cuocere più alimenti contemporaneamente, risparmiando tempo. Ad esempio, cuocere a vapore un mix di verdure con tofu marinato fornisce un pasto equilibrato e ricco di nutrienti.

- **Cottura al Forno:** Cuocere al forno a bassa temperatura (160-180°C) è un'ottima tecnica per preparare piatti vegetali come lasagne di verdure o polpette di legumi. Questo metodo consente una cottura uniforme senza aggiungere grassi eccessivi. Ad esempio, cuocere una teglia di melanzane e zucchine con spezie e un filo di olio d'oliva offre un pasto ricco di sapore e nutriente.

- **Stufare:** Stufare a fuoco lento permette di cuocere lentamente i legumi e le verdure, esaltandone i sapori. Preparare uno stufato di lenticchie con pomodori e spezie è ideale per una cena leggera e sana.

3. Gruppo Sanguigno B: Equilibrio tra Proteine e Carboidrati

Il gruppo sanguigno B può beneficiare di tecniche di cottura che equilibrano proteine e carboidrati, mantenendo la varietà alimentare. I metodi consigliati includono:

- **Cottura in Padella:** Cuocere in padella proteine come pesce e pollame con una piccola quantità di olio di cocco o burro chiarificato è ideale. Ad esempio, cuocere filetti di salmone con erbe fresche e limone in padella fornisce una cena saporita e salutare.

- **Cottura al Forno con Copertura:** Cuocere al forno a temperatura moderata (180°C) con una copertura leggera aiuta a mantenere l'umidità degli alimenti. Una ricetta semplice è il pollo al forno con patate dolci e verdure, ricoperto con un foglio di alluminio durante la cottura.

- **Grigliare:** La grigliatura di carne magra e pesce permette di aggiungere sapori senza l'uso di grassi aggiunti. Ad esempio, grigliare un mix di peperoni, cipolle e zucchine con pollo marinato è un modo sano per preparare un pasto equilibrato.

4. Gruppo Sanguigno AB: Combinazioni di Proteine e Verdure

Il gruppo sanguigno AB beneficia di metodi di cottura che consentono una combinazione flessibile di proteine e verdure. I metodi adatti includono:

- **Cottura a Wok:** Utilizzare un wok per saltare rapidamente proteine magre e verdure fresche aiuta a preservare la croccantezza e il valore nutrizionale degli ingredienti. Una ricetta di pollo al wok con verdure miste e salsa di soia è un pasto equilibrato e veloce.

- **Cottura al Forno con Creazioni di Casseruole:** Preparare casseruole al forno con una combinazione di proteine, verdure e cereali integrali offre un piatto unico nutriente. Ad esempio, una casseruola di quinoa con spinaci e gamberi può essere preparata in anticipo e riscaldata quando necessario.

- **Sfumare:** Sfumare le proteine con brodo o vino rosso per aggiungere sapore senza grassi. Sfumare un filetto di manzo con un po' di vino rosso e cipolle caramellate crea un piatto ricco e saporito, adatto per una cena elegante.

Conclusione

Adattare le tecniche di cottura alle esigenze dietetiche del proprio gruppo sanguigno non solo migliora il sapore dei pasti, ma garantisce anche un apporto nutrizionale ottimale. Utilizzando metodi di cottura appropriati, puoi massimizzare i benefici della tua dieta, mantenendo i pasti sani e gustosi. Implementando queste tecniche nella tua routine, potrai gestire meglio il tempo in cucina e assicurarti che ogni pasto sia conforme alle tue esigenze alimentari specifiche.

5. Utilizzo degli Utensili da Cucina: Strumenti Essenziali per una Preparazione Efficiente

Una preparazione dei pasti efficiente e senza stress inizia con l'uso degli utensili giusti. Gli utensili da cucina non solo facilitano la preparazione dei cibi, ma contribuiscono anche a garantire che le ricette per i diversi gruppi sanguigni siano preparate in modo sicuro e nutriente. In questo paragrafo, esploreremo gli utensili essenziali che ogni cucina dovrebbe avere, come utilizzarli efficacemente e perché sono particolarmente utili nella dieta basata sui gruppi sanguigni.

1. Coltelli da Cucina

Tipologia e Utilizzo: Un buon coltello da cucina è fondamentale per preparare ingredienti freschi e sani. Coltelli ben affilati come il coltello da chef, il coltello per sfilettare e il coltello da pane semplificano il taglio di carne, pesce e verdure, riducendo il tempo di preparazione e migliorando la precisione.

Consigli Pratici:

- Utilizzare un coltello da chef per tritare, affettare e sminuzzare verdure e carne. Ad esempio, per un'insalata di pollo e verdure, un coltello da chef consente di tagliare uniformemente i componenti.

- Per una preparazione sicura, mantenere i coltelli ben affilati e utilizzare un tagliere stabile per evitare scivolamenti.

2. Taglieri

Tipologia e Utilizzo: I taglieri sono essenziali per evitare il contatto diretto tra il coltello e la superficie di lavoro, riducendo il rischio di contaminazione e danneggiamento delle superfici. I taglieri in legno o plastica sono adatti per diverse esigenze.

Consigli Pratici:

- Utilizzare taglieri separati per carne, pesce e verdure per prevenire la contaminazione incrociata. Ad esempio, usare un tagliere di plastica per il pesce e uno di legno per le verdure.

- Lavare e disinfettare i taglieri regolarmente per mantenere un ambiente di preparazione sicuro.

3. Pentole e Padelle

Tipologia e Utilizzo: Le pentole e le padelle sono cruciali per cuocere i vari tipi di alimenti. Scegliere pentole antiaderenti e padelle in acciaio inox di alta qualità può migliorare l'efficienza della cottura e ridurre la necessità di grassi aggiunti.

Consigli Pratici:

- Utilizzare una padella antiaderente per cucinare uova e pancake, riducendo l'uso di oli e grassi. Per il gruppo sanguigno O, una padella in ghisa può essere utile per la grigliatura di carne.

- Le pentole a pressione sono ottime per cucinare legumi e cereali rapidamente, rendendo i pasti più veloci da preparare.

4. Contenitori per la Conservazione

Tipologia e Utilizzo: I contenitori per la conservazione aiutano a mantenere la freschezza degli ingredienti e dei pasti preparati. I contenitori ermetici, in vetro o plastica, sono ideali per conservare cibi preparati e ingredienti freschi.

Consigli Pratici:

- Utilizzare contenitori di diverse dimensioni per conservare porzioni singole e pasti preparati in anticipo. Ad esempio, piccoli contenitori ermetici possono contenere spuntini e condimenti, mentre quelli più grandi sono ideali per stufati e zuppe.

- Etichettare e datare i contenitori per tenere traccia della freschezza e ridurre lo spreco alimentare.

5. Frullatori e Robot da Cucina

Tipologia e Utilizzo: I frullatori e i robot da cucina sono strumenti versatili per preparare smoothie, purè, salse e impasti. Questi utensili semplificano la preparazione di piatti sani e nutrienti.

Consigli Pratici:

- Utilizzare un frullatore per preparare smoothie ricchi di frutta e verdura, particolarmente utile per il gruppo sanguigno A che beneficia di una dieta vegetale.

- Un robot da cucina può aiutare a tritare e mescolare ingredienti per preparazioni come hummus e salse, utili per il gruppo sanguigno B che ha bisogno di una dieta variegata.

6. Griglie e Forni a Microonde

Tipologia e Utilizzo: Griglie e forni a microonde sono strumenti pratici per cuocere e riscaldare rapidamente. Le griglie sono ideali per cuocere carne e pesce, mentre i forni a microonde sono utili per riscaldare pasti e preparare piatti veloci.

Consigli Pratici:

- Utilizzare una griglia per cuocere carne magra e pesce, mantenendo i sapori senza aggiungere grassi eccessivi. Ad esempio, grigliare pollo o pesce con erbe fresche può essere un'ottima scelta per il gruppo sanguigno O.

- Utilizzare il forno a microonde per riscaldare porzioni di cereali e zuppe, rendendo i pasti più veloci da preparare.

7. Bilance e Misurini

Tipologia e Utilizzo: Bilance e misurini sono essenziali per misurare con precisione ingredienti e porzioni. Questi strumenti sono particolarmente utili per mantenere le proporzioni corrette nelle ricette e garantire che i pasti siano bilanciati.

Consigli Pratici:

- Utilizzare una bilancia da cucina per pesare ingredienti come farine e carni, specialmente per i piani alimentari che richiedono una precisa gestione delle porzioni, come per il gruppo sanguigno AB.

- Misurare gli ingredienti liquidi con misurini graduati per ottenere una consistenza e un sapore ottimali nelle preparazioni culinarie.

8. Utensili per Mescolare e Servire

Tipologia e Utilizzo: Gli utensili per mescolare e servire sono utili per preparare e servire piatti in modo pratico. Spatole, cucchiai di legno e fruste sono strumenti comuni per mescolare e servire cibi.

Consigli Pratici:

- Utilizzare spatole di silicone per mescolare salse e impasti senza graffiare le superfici antiaderenti. Questo è particolarmente utile per preparare piatti sani come zuppe e stufati per ogni gruppo sanguigno.

- I cucchiai di legno e le fruste sono ideali per mescolare ingredienti senza rischiare di danneggiare le pentole e le padelle.

Conclusione

Utilizzare gli utensili da cucina giusti è fondamentale per ottimizzare la preparazione dei pasti e garantire una dieta equilibrata e conforme alle esigenze di ciascun gruppo sanguigno. Investire in strumenti di alta qualità e utilizzarli correttamente può migliorare l'efficienza in cucina e contribuire a una preparazione dei pasti sana e piacevole.

6. Gestione delle Scorte: Come Conservare e Organizzare Gli Ingredienti per la Dieta del Gruppo Sanguigno

Una gestione efficiente delle scorte è cruciale per garantire che i pasti per ogni gruppo sanguigno siano preparati con ingredienti freschi e nutrienti. Organizzare e conservare correttamente gli ingredienti non solo aiuta a mantenere la qualità del cibo, ma semplifica anche la preparazione dei pasti, riduce lo spreco e supporta una dieta equilibrata. In questo paragrafo, esploreremo strategie pratiche per gestire le scorte di ingredienti specifici per la dieta basata sui gruppi sanguigni.

1. Creare un Inventario dei Cibi

Tipologia e Utilizzo: Un inventario ben organizzato aiuta a tenere traccia degli ingredienti disponibili e delle scorte necessarie. Questo strumento è particolarmente utile per pianificare i pasti e fare acquisti in modo mirato, evitando acquisti eccessivi o mancanti.

Consigli Pratici:

- **Redigere una Lista:** Crea un elenco di tutti gli ingredienti necessari per i piani alimentari settimanali, suddividendoli per categorie come proteine, verdure, cereali e spezie. Ad esempio, per il gruppo sanguigno O, includi carni magre e verdure a foglia verde.

- **Aggiornare Regolarmente:** Mantieni l'inventario aggiornato registrando le quantità di ingredienti utilizzati e quelli rimanenti. Questo aiuta a evitare acquisti ridondanti e a pianificare meglio i pasti.

2. Conservare gli Ingredienti Freschi

Tipologia e Utilizzo: La corretta conservazione degli ingredienti freschi è essenziale per mantenere la loro qualità e durata. Frutta, verdura, carne e pesce devono essere conservati in modo appropriato per preservarne freschezza e valore nutritivo.

Consigli Pratici:

- **Frutta e Verdura:** Conserva frutta e verdura in frigorifero o in un luogo fresco e asciutto, a seconda del tipo. Per il gruppo sanguigno A, che segue una dieta ricca di vegetali, assicurati di avere spazio adeguato in frigorifero e utilizza sacchetti di plastica traspirante per prolungare la freschezza delle verdure a foglia verde.

- **Carne e Pesce:** Congela carne e pesce non utilizzati entro 24 ore dall'acquisto per mantenere la freschezza. Utilizza sacchetti per congelatore o contenitori ermetici e etichetta con la data di congelamento per evitare la perdita di qualità.

3. Organizzare la Dispensa

Tipologia e Utilizzo: Una dispensa ben organizzata facilita l'accesso agli ingredienti e aiuta a mantenere l'ordine. Gli ingredienti secchi come cereali, legumi e spezie devono essere conservati in contenitori appropriati per garantire freschezza e facilità d'uso.

Consigli Pratici:

- **Contenitori Ermetici:** Usa contenitori ermetici per conservare cereali, legumi e spezie. Questo previene l'umidità e l'ingresso di insetti. Per il gruppo sanguigno B, che necessita di una dieta variata, è utile avere contenitori separati per diversi tipi di cereali e legumi.

- **Etichettatura:** Etichetta i contenitori con la data di acquisto o di scadenza per facilitare il controllo delle scorte. Questo è particolarmente utile per gestire le scadenze di ingredienti come le spezie e i legumi.

4. Pianificare gli Acquisti

Tipologia e Utilizzo: Pianificare gli acquisti in anticipo può ridurre i viaggi al supermercato e garantire che tutti gli ingredienti necessari siano disponibili quando servono. Questo è essenziale per seguire i piani alimentari specifici per ogni gruppo sanguigno senza interruzioni.

Consigli Pratici:

- **Menu Settimanale:** Basati sui piani alimentari settimanali per stilare una lista di acquisti mirata. Per il gruppo sanguigno AB, che può consumare una varietà di alimenti, assicurati di includere ingredienti per diverse ricette.

- **Acquisti in Bulk:** Considera l'acquisto in bulk di ingredienti non deperibili o che consumi regolarmente, come cereali e legumi, per risparmiare e ridurre le frequenti visite al supermercato.

5. Gestire gli Avanzi

Tipologia e Utilizzo: Gli avanzi devono essere conservati e utilizzati correttamente per evitare sprechi e garantire che i pasti rimangano sicuri e gustosi.

Consigli Pratici:

- **Raffreddamento e Conservazione:** Raffredda gli avanzi rapidamente e conservali in contenitori ermetici. Per il gruppo sanguigno O, che potrebbe preparare grandi quantità di carne, assicurati che gli avanzi di carne siano raffreddati e conservati in porzioni per un facile utilizzo.

- **Utilizzo e Ricette:** Pianifica l'uso degli avanzi per i pasti successivi, integrandoli in nuove ricette. Ad esempio, utilizza avanzi di pollo per preparare insalate o zuppe.

6. Utilizzare il Metodo FIFO (First In, First Out)

Tipologia e Utilizzo: Il metodo FIFO garantisce che gli ingredienti più vecchi siano utilizzati prima, riducendo il rischio di sprechi e mantenendo la freschezza degli ingredienti.

Consigli Pratici:

- **Rotazione delle Scorte:** Organizza gli ingredienti in modo che quelli più vecchi siano facilmente accessibili e utilizzati per primi. Ad esempio, posiziona le confezioni di cereali acquistate recentemente dietro quelle già aperte.

- **Controllo Periodico:** Controlla regolarmente le scorte per assicurarti che gli ingredienti siano ancora buoni e che siano stati utilizzati in ordine di scadenza.

Conclusione

Una gestione efficiente delle scorte è fondamentale per una dieta equilibrata e per il mantenimento di un'organizzazione ottimale in cucina. Implementare tecniche di conservazione, pianificazione e utilizzo degli ingredienti garantisce che i pasti siano preparati con ingredienti freschi e nutrienti, sostenendo così una dieta basata sui gruppi sanguigni. Con queste strategie, sarà possibile ridurre gli sprechi, migliorare l'efficienza e mantenere una dieta sana e variegata.

7. Ricette da Congelare: Come Preparare e Conservare Pasti Congelati per Ogni Gruppo Sanguigno

Congelare i pasti è una tecnica preziosa per risparmiare tempo e mantenere una dieta sana e coerente con le esigenze di ogni gruppo sanguigno. La preparazione e conservazione corretta dei pasti congelati non solo garantisce la freschezza e il valore nutrizionale degli alimenti, ma facilita anche la pianificazione dei pasti e la gestione del tempo. In questo paragrafo, esploreremo come preparare e conservare pasti congelati adatti a ciascun gruppo sanguigno, offrendo suggerimenti pratici e ricette facili da realizzare.

1. Pianificazione e Preparazione dei Pasti Congelati

Tipologia e Utilizzo: La pianificazione dei pasti congelati inizia con la scelta delle ricette che soddisfano le esigenze nutrizionali di ciascun gruppo sanguigno. È importante considerare la varietà di ingredienti e la compatibilità con le tecniche di congelamento.

Consigli Pratici:

* **Selezione delle Ricette:** Scegli ricette che si congelano
bene e che rispettano le linee guida dietetiche per ogni
gruppo sanguigno. Ad esempio, per il gruppo sanguigno
O, includi piatti a base di carne magra e verdure a foglia
verde, mentre per il gruppo sanguigno A, opta per zuppe
e stufati vegetali.

* **Preparazione in Lotti:** Cucina in grandi quantità e
dividi i pasti in porzioni singole o familiari. Questo
approccio facilita il riscaldamento e la gestione delle
porzioni.

2. Tecniche di Congelamento: Come Conservare al Meglio i Pasti

Tipologia e Utilizzo: Utilizzare le tecniche di congelamento
corrette aiuta a preservare la qualità del cibo e a prevenire la
formazione di bruciature da congelamento. Diverse tecniche
sono adatte a vari tipi di alimenti.

Consigli Pratici:

* **Raffreddamento:** Raffredda completamente i pasti
prima di congelarli per evitare la formazione di
condensa e bruciature da congelamento. Usa un
ventilatore o una bacinella di ghiaccio per accelerare il
raffreddamento, se necessario.

- **Contenitori e Sacchetti:** Utilizza sacchetti per congelatore o contenitori ermetici per prevenire l'ingresso di aria e umidità. Assicurati di rimuovere l'aria dai sacchetti per evitare le bruciature da congelamento. Per piatti come le lasagne o i casseruoli, opta per contenitori rigidi che possano essere facilmente etichettati e identificati.

3. Ricette Congelabili per Ogni Gruppo Sanguigno

Tipologia e Utilizzo: Adatta le ricette alle esigenze di ciascun gruppo sanguigno, assicurandoti che gli ingredienti e i metodi di preparazione siano compatibili con la dieta specifica. Ecco alcune ricette facili da congelare per ogni gruppo sanguigno.

Consigli Pratici:

- **Gruppo Sanguigno O:**

    - **Stufato di Manzo e Verdure:** Cuoci un grande stufato con pezzi di manzo, carote, patate e cipolle. Dividi in porzioni e congela in contenitori ermetici.

    - **Polpette di Manzo:** Prepara e cuoci polpette di manzo con erbe e spezie. Congela le polpette in sacchetti per congelatore, pronte per essere riscaldate e servite.

- **Gruppo Sanguigno A:**

  - **Zuppa di Lenticchie e Verdure:** Cuoci una zuppa con lenticchie, pomodori, spinaci e carote. Congela in porzioni singole in contenitori ermetici.

  - **Casseruola di Quinoa e Verdure:** Prepara una casseruola con quinoa, broccoli e peperoni. Congela in porzioni per facilitare il riscaldamento e il servizio.

- **Gruppo Sanguigno B:**

  - **Pollo al Curry con Verdure:** Cuoci un curry di pollo con carote, piselli e patate. Congela in porzioni singole per un pasto veloce e nutriente.

  - **Pasta con Salsa di Pomodoro e Verdure:** Prepara una pasta con una salsa di pomodoro ricca e verdure come zucchine e spinaci. Congela in contenitori porzionati.

- **Gruppo Sanguigno AB:**

  - **Stufato di Tacchino e Patate Dolci:** Prepara uno stufato con tacchino, patate dolci e cavolfiore. Congela in contenitori porzionati.

  - **Casseruola di Riso con Verdure e Tofu:** Cuoci una casseruola di riso con tofu e verdure come broccoli e carote. Congela in porzioni per una facile preparazione.

4. Etichettatura e Conservazione

Tipologia e Utilizzo: Etichettare i pasti congelati è essenziale per mantenere l'organizzazione e garantire l'uso tempestivo degli ingredienti. La corretta conservazione aiuta a mantenere la qualità e la sicurezza degli alimenti.

Consigli Pratici:

- **Etichettare:** Scrivi la data di preparazione e il contenuto sui sacchetti o sui contenitori. Questo aiuta a tenere traccia della freschezza e a utilizzare i pasti in ordine di preparazione.

- **Durata di Congelamento:** Segui le linee guida per la durata di congelamento degli alimenti. Generalmente, i pasti congelati possono essere conservati per 3-6 mesi. Usa le etichette per monitorare il tempo di conservazione.

Conclusione

Congelare i pasti è una strategia efficace per supportare una dieta sana e ben organizzata per ogni gruppo sanguigno. Utilizzando le tecniche appropriate di preparazione, congelamento e conservazione, è possibile mantenere la freschezza e la qualità dei pasti, semplificando la pianificazione e la preparazione dei pasti quotidiani. Con queste pratiche, è possibile gestire le scorte in modo efficiente e assicurarsi che ogni pasto rispetti le esigenze nutrizionali specifiche del proprio gruppo sanguigno.

8. Monitoraggio e Adattamento dei Piani Alimentari: Come Rivedere e Modificare i Menù Settimanali

Il monitoraggio e l'adattamento dei piani alimentari sono essenziali per garantire che la dieta rimanga efficace, sana e in linea con le esigenze nutrizionali specifiche di ogni gruppo sanguigno. È un processo dinamico che richiede una revisione regolare e modifiche strategiche per affrontare eventuali cambiamenti nel benessere, nelle preferenze o nelle esigenze nutrizionali. Questo paragrafo esplorerà come monitorare e adattare i piani alimentari settimanali, offrendo tecniche pratiche e suggerimenti per facilitare questo processo.

1. Monitoraggio della Dieta: Tecniche e Strumenti

Tipologia e Utilizzo: Monitorare i piani alimentari implica osservare come il corpo risponde agli alimenti, analizzare i progressi verso gli obiettivi di salute e apportare modifiche se necessario. Ecco alcune tecniche e strumenti utili per questo processo.

Consigli Pratici:

- **Diario Alimentare:** Mantieni un diario alimentare dettagliato in cui annotare cosa mangi, quando e come ti senti dopo i pasti. Questo ti aiuta a identificare eventuali reazioni avverse o problemi digestivi e a comprendere meglio quali alimenti ti fanno sentire bene e quali no.

- **App per il Monitoraggio:** Utilizza app per la dieta e la salute che ti permettano di registrare i tuoi pasti, monitorare l'assunzione di nutrienti e valutare i tuoi progressi rispetto agli obiettivi nutrizionali. Alcune app offrono anche suggerimenti personalizzati e analisi dettagliate.

- **Valutazioni Periodiche:** Pianifica valutazioni regolari della tua dieta, come controlli mensili o trimestrali. Durante questi controlli, rivedi le tue abitudini alimentari e il tuo stato di salute generale, e apporta modifiche se necessario.

2. Identificazione dei Problemi e Necessità di Adattamento

Tipologia e Utilizzo: Identificare problemi o necessità di adattamento è cruciale per mantenere la dieta efficace e soddisfacente. Alcuni segni che potrebbe essere necessario apportare modifiche includono cambiamenti nel peso, variazioni di energia, problemi digestivi o cambiamenti nei livelli di benessere.

Consigli Pratici:

- **Segnali del Corpo:** Presta attenzione ai segnali del tuo corpo, come affaticamento, cambiamenti nel peso corporeo o problemi di pelle. Questi possono indicare che alcuni alimenti non sono più adatti alle tue esigenze o che è necessario un cambiamento nella tua dieta.

- **Feedback dalla Salute:** Se hai condizioni mediche specifiche o se assumi farmaci, consulta il tuo medico o un nutrizionista per valutare come la tua dieta sta influenzando la tua salute e se è necessario apportare modifiche.

3. Modifica dei Piani Alimentari: Come Fare Cambiamenti Efficaci

Tipologia e Utilizzo: Modificare i piani alimentari implica apportare cambiamenti mirati per migliorare i risultati e soddisfare le nuove esigenze. È importante fare modifiche graduali e strategiche per evitare di compromettere l'equilibrio nutrizionale.

Consigli Pratici:

- **Introduzione Graduale di Nuovi Alimenti:** Quando introduci nuovi alimenti o cambiamenti nella tua dieta, fallo gradualmente per osservare come il tuo corpo reagisce. Questo approccio aiuta a identificare eventuali allergie o intolleranze.

- **Aggiornamento dei Menù Settimanali:** Rivedi e aggiorna i tuoi menù settimanali basandoti sui dati raccolti dal monitoraggio e dalle valutazioni periodiche. Ad esempio, se hai notato che un particolare pasto ti causa disagio, sostituiscilo con una ricetta che soddisfi meglio le tue esigenze.

- **Variabilità e Diversificazione:** Assicurati di includere una varietà di alimenti per evitare la monotonia e per garantire un apporto equilibrato di nutrienti. Modifica le ricette e le combinazioni di alimenti per mantenere l'interesse e il piacere nel cibo.

4. Risorse e Supporto: Dove Cercare Aiuto

Tipologia e Utilizzo: Utilizzare risorse e supporto professionale può facilitare il monitoraggio e l'adattamento dei piani alimentari. Ecco dove cercare aiuto e come approfittarne.

Consigli Pratici:

- **Consultazione con Esperti:** Rivolgiti a nutrizionisti, dietisti o professionisti della salute per una guida personalizzata. Gli esperti possono aiutarti a interpretare i dati del monitoraggio e a fare modifiche informate.

- **Comunità e Gruppi di Supporto:** Partecipa a gruppi di supporto online o locali dedicati alla dieta e alla salute. Condividere esperienze e ricevere consigli da altri che seguono diete simili può offrire ulteriori spunti e motivazione.

Conclusione

Monitorare e adattare i piani alimentari è un processo continuo che richiede attenzione e flessibilità. Utilizzando tecniche di monitoraggio efficaci, identificando segni di necessità di cambiamento e apportando modifiche strategiche, è possibile mantenere una dieta equilibrata e adattata alle esigenze personali di ciascun gruppo sanguigno. Con risorse adeguate e supporto professionale, è possibile ottimizzare i benefici della dieta e migliorare il benessere complessivo.

X. Monitorare i Progressi e Adattare la Dieta

1. Valutazione dei Risultati: Come Misurare i Progressi della Dieta

Valutare i risultati della dieta è un passo cruciale per garantire che il piano alimentare per il gruppo sanguigno funzioni come previsto e per apportare eventuali modifiche necessarie. La misurazione dei progressi non riguarda solo il controllo del peso, ma anche l'analisi di vari indicatori di salute e benessere. In questa sezione, esploreremo i diversi metodi e strumenti che puoi utilizzare per monitorare l'efficacia della tua dieta e fare aggiustamenti informati.

1. Monitoraggio del Peso e della Composizione Corporea

Il peso corporeo è spesso il primo indicatore di progresso che molti considerano. È utile pesarsi regolarmente, preferibilmente alla stessa ora del giorno e con le stesse condizioni, per ottenere letture coerenti. Tuttavia, non basare l'intera valutazione del progresso solo sul peso, poiché esso può essere influenzato da molti fattori come la ritenzione idrica o i cambiamenti nella massa muscolare.

Un'alternativa più completa è il monitoraggio della composizione corporea, che misura la percentuale di massa grassa rispetto alla massa magra. Strumenti come le bilance impedenziometriche o le calipers per le pieghe cutanee possono fornire dati più dettagliati. Ad esempio, se stai seguendo una dieta per aumentare la massa muscolare e ridurre il grasso corporeo, una bilancia che analizza la composizione corporea può aiutarti a vedere come la tua percentuale di massa magra aumenta e la massa grassa diminuisce.

2. Valutazione delle Misurazioni Corporali

Le misurazioni corporee, come circonferenza vita, fianchi e braccia, possono fornire un'indicazione preziosa dei cambiamenti nella distribuzione del grasso corporeo. Usa un metro da sarto per prendere queste misurazioni in modo regolare e registra i dati. Con il tempo, queste misurazioni possono aiutarti a monitorare i cambiamenti fisici che il peso da solo potrebbe non riflettere.

3. Controllo dei Livelli di Energia e Benessere Generale

Uno dei segni più importanti del successo di una dieta è come ti senti giorno per giorno. Valuta il tuo livello di energia, la qualità del sonno e il tuo benessere generale. Un diario alimentare può essere utile per annotare i tuoi livelli di energia e il tuo stato d'animo, in modo da correlare eventuali cambiamenti al piano alimentare. Se ti senti più energico e meno affaticato, potrebbe indicare che il piano sta funzionando bene. Al contrario, stanchezza persistente o cambiamenti nell'umore possono segnalare che è necessario un aggiustamento.

4. Monitoraggio dei Parametri di Salute

Misura parametri di salute come la pressione sanguigna, i livelli di zucchero nel sangue e i profili lipidici attraverso esami regolari. Questi parametri possono aiutarti a capire se la dieta sta avendo un impatto positivo sulla tua salute generale. Ad esempio, una dieta equilibrata per il gruppo sanguigno O, ricca di proteine e verdure, dovrebbe aiutare a mantenere i livelli di zucchero nel sangue stabili e migliorare i profili lipidici.

5. Rilevazione dei Cambiamenti nella Digestione e Nella Funzionalità Intestinale

La salute digestiva è un altro aspetto cruciale. Monitora eventuali cambiamenti nella regolarità intestinale, nella digestione e nella presenza di sintomi come gonfiore o gas. Una dieta ben bilanciata, adatta al tuo gruppo sanguigno, dovrebbe favorire una digestione sana. Se riscontri problemi, potrebbe essere necessario rivedere le scelte alimentari o consultare un professionista.

6. Feedback e Adattamenti

Raccogliere feedback è essenziale per adattare la dieta. Questo può includere conversazioni con un nutrizionista, che può offrire una prospettiva esperta sui tuoi progressi e raccomandare modifiche specifiche. Documenta il feedback ricevuto e utilizza queste informazioni per fare aggiustamenti informati al piano alimentare.

Conclusione

Misurare i progressi della dieta richiede un approccio multifacetico che va oltre il semplice monitoraggio del peso. Incorporando la misurazione della composizione corporea, le valutazioni delle misurazioni corporee, i controlli dei livelli di energia, i parametri di salute e i feedback, puoi ottenere una visione completa di come la tua dieta sta influenzando il tuo benessere. Usa queste informazioni per apportare modifiche e ottimizzare il piano alimentare, assicurandoti che soddisfi le tue esigenze specifiche e promuova una salute ottimale.

2. Indicatori di Successo e Fallimento: Cosa Monitorare Regolarmente

Per valutare se una dieta basata sul gruppo sanguigno sta funzionando, è fondamentale monitorare diversi indicatori di successo e fallimento. Questi indicatori ti aiuteranno a capire non solo se stai raggiungendo i tuoi obiettivi di salute e benessere, ma anche se ci sono aree che necessitano di aggiustamenti. Qui esploreremo i principali segnali da osservare e come interpretarli in modo efficace.

1. Comportamento del Peso e della Composizione Corporea

Peso Corporeo: Il peso è spesso il primo indicatore che viene considerato, ma non dovrebbe essere l'unico. È utile pesarsi una volta alla settimana nelle stesse condizioni (ad esempio, al mattino, dopo il risveglio) per ottenere letture coerenti. Un cambiamento costante e progressivo nel peso può indicare che la dieta sta avendo un effetto positivo. Tuttavia, fluttuazioni giornaliere sono normali e non devono destare preoccupazione immediata.

Composizione Corporea: Monitorare la composizione corporea, che include la percentuale di massa grassa e massa magra, offre una visione più completa. Se il tuo obiettivo è ridurre il grasso corporeo e aumentare la massa muscolare, strumenti come bilance impedenziometriche o misurazioni con calipers possono essere molto utili. Un aumento della massa muscolare e una diminuzione della massa grassa sono indicatori positivi di successo della dieta.

2. Parametri di Salute

Livelli di Colesterolo e Trigliceridi: I test del sangue per i livelli di colesterolo e trigliceridi forniscono informazioni essenziali sulla salute cardiovascolare. Se la tua dieta è ben bilanciata, dovresti osservare una riduzione dei livelli di colesterolo LDL (cattivo) e trigliceridi, con un aumento del colesterolo HDL (buono). Monitorare questi parametri può aiutarti a capire se la dieta sta contribuendo a una migliore salute cardiaca.

Pressione Sanguigna e Livelli di Zucchero nel Sangue: La pressione sanguigna e i livelli di zucchero nel sangue sono altrettanto cruciali. Una dieta ben progettata dovrebbe contribuire a mantenere la pressione sanguigna entro i limiti normali e a stabilizzare i livelli di zucchero nel sangue. Cambiamenti significativi in questi parametri possono indicare la necessità di modifiche nella dieta.

3. Sintomi Digestivi e Benessere Generale

Digestione e Funzionalità Intestinale: Una dieta appropriata dovrebbe favorire una digestione regolare e una funzionalità intestinale sana. Monitorare la frequenza e la qualità delle evacuazioni, così come la presenza di sintomi come gonfiore, gas e stitichezza, può fornire indicazioni sul fatto che la dieta sia adatta. Un miglioramento nella regolarità intestinale e una riduzione dei sintomi gastrointestinali sono segnali di successo.

Energia e Stanchezza: Osserva i tuoi livelli di energia e stanchezza durante il giorno. Se ti senti più energico e meno affaticato, è probabile che la dieta stia funzionando bene. La mancanza di energia o la stanchezza persistente possono indicare carenze nutrizionali o che la dieta non è adatta alle tue esigenze specifiche.

4. Variazioni nei Parametri di Salute Mentale

Umore e Concentrazione: I cambiamenti nella dieta possono influenzare anche il tuo stato d'animo e le tue capacità cognitive. Un miglioramento dell'umore e una maggiore chiarezza mentale sono segnali positivi. Se noti che la tua concentrazione migliora e l'umore è più stabile, potrebbe essere un segno che la dieta sta avendo un impatto positivo.

5. Risultati dei Test e Feedback

Consultazioni con Professionisti: Se stai seguendo una dieta basata sul gruppo sanguigno, potrebbe essere utile effettuare regolari consultazioni con un nutrizionista o un medico. Loro possono offrire un feedback prezioso e suggerire modifiche basate sui tuoi risultati individuali. La revisione periodica dei tuoi progressi e l'analisi del feedback possono aiutarti a mantenere la dieta efficace e adattarla alle tue necessità in evoluzione.

Conclusione

Monitorare regolarmente gli indicatori di successo e fallimento ti aiuterà a mantenere il controllo sui tuoi progressi con la dieta basata sul gruppo sanguigno. Considera il peso e la composizione corporea, i parametri di salute, il benessere digestivo, i cambiamenti nell'umore e i risultati dei test come guide per apportare modifiche informate e assicurarti che la dieta stia soddisfacendo i tuoi obiettivi di salute e benessere.

3. Adattamenti Necessari: Quando e Perché Modificare il Piano Alimentare

Modificare un piano alimentare non dovrebbe essere un processo casuale o arbitrario; deve invece essere basato su osservazioni concrete e sulla risposta del corpo ai cambiamenti dietetici. È essenziale capire quando e perché adattare il piano alimentare, in modo da ottimizzare i risultati e mantenere il benessere. Qui esploreremo le circostanze che richiedono modifiche e forniremo linee guida pratiche su come effettuare tali cambiamenti in modo sicuro ed efficace.

1. Risposta Insoddisfacente ai Risultati

Mancanza di Progressi: Se dopo diverse settimane di seguire il piano alimentare non noti miglioramenti nei tuoi obiettivi di peso, energia o altri indicatori di salute, potrebbe essere il momento di apportare modifiche. Ad esempio, se la perdita di peso è stagnante nonostante un deficit calorico apparente, potresti aver bisogno di rivedere le proporzioni di macronutrienti o la qualità degli alimenti.

Esami e Test di Laboratorio: Se i risultati dei test di laboratorio, come il colesterolo o i livelli di zucchero nel sangue, non migliorano come previsto, è indicativo che il piano potrebbe non essere ottimale. Consultare un nutrizionista per una revisione dei tuoi dati e apportare modifiche basate su raccomandazioni professionali è fondamentale in questo caso.

2. Cambiamenti nei Livelli di Energia e Benessere

Affaticamento e Stanchezza: Se noti un aumento della stanchezza o una diminuzione dell'energia non giustificabile da fattori esterni come stress o mancanza di sonno, la dieta potrebbe non fornire i nutrienti necessari. Verifica se la tua dieta include una varietà sufficiente di vitamine e minerali e considera di adattare le fonti di proteine e carboidrati per soddisfare meglio le tue esigenze energetiche.

Problemi Digestivi: Disturbi gastrointestinali come gonfiore, gas o stitichezza possono indicare che alcuni alimenti nel piano non sono ben tollerati. Monitorare la risposta del tuo sistema digestivo e apportare modifiche, come l'eliminazione di alimenti problematici o l'inclusione di fibre aggiuntive, può migliorare il benessere generale.

3. Variazioni nei Bisogni Nutrizionali

Cambiamenti nel Livello di Attività Fisica: Un cambiamento nel livello di attività fisica, come l'inizio di un programma di allenamento intenso, richiede un adeguamento delle calorie e dei macronutrienti. Aumentare l'apporto proteico e calorico può essere necessario per sostenere la crescita muscolare e recuperare adeguatamente.

Fasi della Vita e Condizioni Mediche: Le esigenze nutrizionali cambiano con l'età e possono essere influenzate da condizioni mediche specifiche. Ad esempio, durante la gravidanza o l'allattamento, le necessità di nutrienti aumentano e il piano alimentare dovrebbe essere adattato di conseguenza. Consultare un esperto per adeguare la dieta a tali circostanze è essenziale.

4. Risposta Psicologica e Motivazionale

Fattori Motivazionali: La mancanza di motivazione può derivare dalla monotonia della dieta o dalla percezione di non raggiungere i risultati desiderati. Cambiare i pasti, introdurre nuovi alimenti o ristrutturare il piano per renderlo più vario e interessante può aiutare a mantenere l'impegno e il morale alto.

Stress e Benessere Mentale: Il benessere mentale è influenzato anche dalla dieta. Se noti segni di stress e ansia che potrebbero essere correlati a carenze nutrizionali, considerare modifiche che includano alimenti noti per le loro proprietà antistress, come quelli ricchi di omega-3 e antiossidanti, può apportare miglioramenti significativi.

5. Metodi per Apportare Modifiche Efficaci

Revisione e Pianificazione: Quando decidi di modificare il piano alimentare, fallo in modo graduale. Apporta cambiamenti a piccole dosi e monitorane l'effetto sul tuo corpo. Utilizza un diario alimentare per tracciare le modifiche e la risposta, facilitando una revisione continua e informata.

Consultazione con Professionisti: Rivolgiti a un nutrizionista o a un dietista per una consulenza personalizzata. Questi esperti possono fornire consigli basati sui tuoi progressi, sugli indicatori di salute e sulle tue esigenze individuali, aiutandoti a fare modifiche sicure e mirate.

Conclusione

Adattare un piano alimentare è un processo dinamico che richiede attenzione costante e risposte flessibili ai segnali del corpo. Monitorare i risultati, rispondere ai cambiamenti nei livelli di energia e benessere, e regolare il piano in base ai bisogni nutrizionali e psicologici ti aiuterà a mantenere l'efficacia della dieta nel tempo. L'approccio proattivo e informato garantisce che il piano alimentare continui a supportare i tuoi obiettivi di salute e benessere.

4. Utilizzare i Feedback: Come Integrare le Opinioni e i Dati nel Piano Dietetico

Utilizzare il feedback in modo efficace è cruciale per ottimizzare un piano dietetico e assicurarsi che risponda alle tue esigenze individuali e obiettivi di salute. Integrando le opinioni e i dati raccolti, puoi apportare modifiche informate e migliorare continuamente il tuo approccio alla dieta. Questo paragrafo esplorerà come raccogliere, interpretare e applicare il feedback per perfezionare il tuo piano alimentare, offrendo strategie pratiche e concrete per principianti e utenti esperti.

1. Raccolta del Feedback

Autovalutazione: Inizia con un'autovalutazione regolare dei tuoi progressi e delle tue sensazioni. Tieni un diario alimentare dettagliato che includa non solo ciò che mangi, ma anche come ti senti fisicamente ed emotivamente. Annota eventuali sintomi, variazioni nel livello di energia e cambiamenti nel peso corporeo. Questo diario ti aiuterà a identificare pattern e a valutare l'efficacia del piano alimentare.

Feedback da Professionisti della Salute: Consulta regolarmente esperti come dietisti, nutrizionisti o medici. Fornisci loro dettagli sul tuo piano alimentare, i tuoi obiettivi e le tue preoccupazioni. I professionisti possono offrirti una valutazione basata su evidenze scientifiche e suggerire modifiche basate sui risultati di esami del sangue, misurazioni e altre metriche di salute.

Feedback dal Tuo Corpo: Ascolta i segnali del tuo corpo. Il benessere generale, la digestione e la risposta a determinati alimenti sono indicatori importanti. Se noti sintomi persistenti o reazioni negative a specifici alimenti, questo è un chiaro segnale che il piano potrebbe necessitare di aggiustamenti.

2. Interpretazione dei Dati

Analisi dei Risultati: Utilizza le informazioni raccolte per analizzare i tuoi risultati. Confronta i dati del diario alimentare con le tue aspettative e obiettivi. Se i risultati non corrispondono alle aspettative, identifica le aree problematiche. Ad esempio, se stai cercando di perdere peso e non vedi progressi, verifica se stai seguendo le raccomandazioni caloriche e macronutrizionali.

Valutazione del Feedback Professionale: Integra il feedback ricevuto dai professionisti della salute con i tuoi dati personali. Analizza se le raccomandazioni fornite corrispondono alle tue osservazioni personali e considera se eventuali suggerimenti potrebbero migliorare il tuo stato di salute generale.

Considerazioni sul Benessere Psicologico: Valuta anche l'aspetto psicologico del feedback. Se una dieta ti sembra troppo restrittiva o difficile da mantenere, potrebbe essere necessario adattarla per rendere il piano più sostenibile a lungo termine. Un piano dietetico deve essere non solo nutrizionalmente equilibrato, ma anche psicologicamente accettabile.

3. Applicazione delle Modifiche

Modifica Graduale: Quando apporti modifiche al piano alimentare, fallo in modo graduale. Cambia un aspetto alla volta e osserva gli effetti prima di fare ulteriori aggiustamenti. Ad esempio, se stai cercando di migliorare la digestione, potresti iniziare aumentando gradualmente l'assunzione di fibre.

Incorporazione dei Suggerimenti: Integra i suggerimenti dei professionisti della salute e le tue osservazioni personali nel piano dietetico. Se un esperto ti consiglia di includere più alimenti ricchi di ferro e ti rendi conto che questo aiuta a migliorare la tua energia, aggiungi questi alimenti al tuo piano settimanale.

Adattamento Basato su Risultati: Dopo aver applicato le modifiche, continua a monitorare i risultati. Se i cambiamenti apportati migliorano la tua salute e benessere, mantenili. Se non vedi miglioramenti o se i nuovi problemi sorgono, valuta ulteriori modifiche. Il piano alimentare dovrebbe essere un documento vivente, che evolve con le tue esigenze e feedback.

4. Comunicazione Continua

Discussione Regolare con Professionisti: Mantieni un dialogo aperto con i tuoi consulenti nutrizionali. La comunicazione continua ti permetterà di adattare il piano in tempo reale e risolvere eventuali problemi che potrebbero emergere.

Adattamenti Basati su Feedback a Lungo Termine: Man mano che il tuo piano alimentare evolve, continua a raccogliere feedback e a fare aggiustamenti. La tua dieta potrebbe necessitare di ulteriori modifiche in base ai cambiamenti nella tua vita, come nuove attività fisiche, cambiamenti di peso o obiettivi di salute aggiornati.

Conclusione

L'utilizzo del feedback è essenziale per creare e mantenere un piano alimentare efficace. Raccogliere informazioni dettagliate, interpretarle correttamente e applicare modifiche basate su tali dati garantirà che il tuo piano dietetico rimanga efficace e adatto alle tue esigenze individuali. Monitorare regolarmente il tuo stato di salute e fare aggiustamenti informati sono le chiavi per raggiungere e mantenere i tuoi obiettivi di salute e benessere.

5. Strumenti e Tecniche di Monitoraggio: Scegliere i Giusti Metodi per Tracciare i Progressi

Monitorare i progressi della tua dieta è essenziale per assicurarti che il piano alimentare funzioni come previsto e per fare aggiustamenti tempestivi. Utilizzare strumenti e tecniche adeguati ti permetterà di tenere traccia dei tuoi risultati in modo preciso e efficace. In questo paragrafo, esploreremo vari strumenti e metodi per monitorare la tua dieta, offrendo esempi pratici e suggerimenti per principianti e utenti più esperti.

1. Diario Alimentare

Cos'è e come utilizzarlo: Un diario alimentare è uno strumento fondamentale per tracciare ciò che mangi e bere ogni giorno. Annota ogni pasto, spuntino e bevanda, insieme alle quantità e ai dettagli su come ti senti fisicamente ed emotivamente. Puoi utilizzare un diario cartaceo o una app dedicata. Le app come MyFitnessPal o Yazio non solo registrano i tuoi pasti, ma forniscono anche analisi nutrizionali dettagliate e suggerimenti basati sulle tue abitudini alimentari.

Benefici: Tenere un diario ti aiuta a diventare più consapevole delle tue abitudini alimentari e ti permette di identificare eventuali aree problematiche. Puoi notare pattern, come il consumo eccessivo di determinati alimenti o orari in cui tendi a mangiare di più, e fare aggiustamenti di conseguenza.

2. Bilancia e Misurazioni

Pesatura e misurazione: Utilizza una bilancia da cucina per pesare i tuoi alimenti e garantire porzioni accurate. Le bilance digitali offrono letture precise e facili da leggere. Inoltre, una bilancia personale può monitorare i cambiamenti di peso nel tempo, ma è importante considerare anche altre misurazioni come la circonferenza vita, fianchi e braccia.

Benefici: Misurare gli alimenti ti aiuta a mantenere le porzioni sotto controllo e a evitare il consumo eccessivo di calorie. Le misurazioni corporee forniscono un quadro più completo dei cambiamenti fisici rispetto alla semplice pesatura, poiché ti permettono di valutare la distribuzione della massa corporea.

3. App di Monitoraggio della Salute

Funzionalità: Le app di monitoraggio della salute, come Fitbit o Apple Health, integrano dati su attività fisica, sonno e alimentazione. Molte di queste app possono sincronizzarsi con bilance smart e altri dispositivi di monitoraggio per fornire una panoramica completa della tua salute.

Benefici: Queste app offrono un tracciamento centralizzato dei tuoi dati e possono generare report e grafici che mostrano i tuoi progressi nel tempo. Le notifiche e i promemoria integrati possono aiutarti a mantenere la motivazione e a rimanere coerente con il piano alimentare.

4. Analisi dei Dati Nutrizionali

Strumenti e tecniche: Utilizza strumenti online o software di analisi nutrizionale per calcolare l'apporto di nutrienti, calorie e macronutrienti. Servizi come Cronometer forniscono dettagli completi su vitamine, minerali e altre sostanze nutritive presenti negli alimenti che consumi.

Benefici: L'analisi dei dati nutrizionali ti consente di monitorare l'adeguatezza della tua dieta in termini di nutrienti essenziali. Ti aiuta a garantire che stai assumendo quantità sufficienti di nutrienti chiave e a identificare eventuali carenze o eccessi.

5. Monitoraggio dei Segni Fisici e dei Sintomi

Tecniche: Tieni traccia di segni fisici come l'energia, la digestione e l'aspetto della pelle. Nota eventuali cambiamenti nei tuoi livelli di energia, nella qualità del sonno e nella risposta a determinati alimenti. Usa un'app o un diario per registrare questi segnali in modo sistematico.

Benefici: Monitorare i segni fisici ti permette di valutare come il piano alimentare influisce sul tuo benessere generale. Cambiamenti come una pelle più sana, una digestione migliorata o un aumento dell'energia possono indicare che la dieta sta funzionando come previsto.

6. Feedback da Professionisti della Salute

Consultazioni regolari: Organizza appuntamenti periodici con nutrizionisti o dietisti per discutere i tuoi progressi e ottenere consigli professionali. Fornisci loro i dati raccolti, come il diario alimentare e i risultati dei test, per un'analisi approfondita.

Benefici: I professionisti della salute possono aiutarti a interpretare i tuoi dati e a fare aggiustamenti basati su evidenze scientifiche. Possono identificare aree di miglioramento e suggerire modifiche personalizzate al piano alimentare.

7. Revisione dei Progressi

Tecniche: Programma revisioni regolari, come ogni settimana o mese, per valutare i tuoi progressi complessivi. Analizza i dati raccolti, esamina i cambiamenti nel peso corporeo, nei livelli di energia e nel benessere generale.

Benefici: Le revisioni regolari ti permettono di monitorare l'efficacia del piano e di apportare modifiche necessarie in tempo reale. Questo approccio proattivo ti aiuta a rimanere sulla giusta strada e a ottimizzare i tuoi risultati.

8. Adattamento Continuo

Metodi: Sii pronto a fare aggiustamenti basati sui dati raccolti e sui tuoi feedback personali. Se noti che certi aspetti del piano non funzionano come previsto, modifica le porzioni, i tipi di alimenti o le frequenze dei pasti.

Benefici: L'adattamento continuo ti consente di mantenere il piano alimentare flessibile e rispondente alle tue esigenze in evoluzione. Garantisce che il piano rimanga rilevante e efficace nel tempo.

Conclusione

Utilizzare strumenti e tecniche di monitoraggio appropriati è essenziale per ottimizzare il tuo piano dietetico. Da diari alimentari e bilance a app di salute e consultazioni professionali, ciascuno di questi strumenti offre un modo unico per tracciare i tuoi progressi e apportare modifiche informate. Con una pianificazione e un monitoraggio accurati, puoi mantenere il controllo della tua dieta e raggiungere i tuoi obiettivi di salute.

6. Gestione degli Ostacoli: Come Affrontare le Difficoltà e gli Imprevisti

Gestire una dieta basata sui gruppi sanguigni può presentare sfide, soprattutto quando ci si trova di fronte a ostacoli inaspettati o difficoltà quotidiane. Che si tratti di imprevisti nella pianificazione dei pasti, difficoltà a mantenere la dieta durante viaggi o eventi sociali, o semplicemente il superamento di periodi di stagnazione, avere strategie per affrontare questi problemi è cruciale per il successo a lungo termine. In questo paragrafo, esploreremo tecniche e soluzioni pratiche per superare le difficoltà comuni e mantenere la tua dieta in carreggiata.

1. Pianificazione per gli Impegni Improvvisi

Esempio pratico: Per affrontare impegni improvvisi o eventi imprevisti che possono influenzare la tua dieta, è utile avere un piano di riserva. Prepara pasti facili da portare con te o da consumare rapidamente. Ad esempio, potresti preparare barrette di proteine fatte in casa, snack salutari come frutta secca o noci, e insalate in barattolo che possono essere facilmente trasportate.

Tecnica: Utilizza contenitori ermetici e buste congelabili per conservare i tuoi pasti di riserva. Assicurati che siano pronti per essere consumati senza necessità di preparazione complessa. In questo modo, anche in caso di imprevisti, avrai sempre a disposizione opzioni salutari.

2. Gestire le Tentazioni durante Eventi Sociali

Esempio pratico: Partecipare a eventi sociali può rappresentare una sfida, soprattutto se il cibo disponibile non è compatibile con la tua dieta. Pianifica in anticipo e comunica con l'organizzatore per sapere se è possibile portare il tuo cibo. Se non è possibile, scegli con attenzione tra le opzioni disponibili. Opta per piatti che meglio si adattano alla tua dieta, e consuma porzioni moderate per evitare di cedere alle tentazioni.

Tecnica: Mangia uno snack salutare prima di andare all'evento per ridurre la tentazione di abbuffarti con cibi non conformi alla tua dieta. Concentrati sulla socializzazione piuttosto che sul cibo, e ricorda che puoi sempre portare a casa un piatto da condividere con la famiglia.

3. Superare Periodi di Stagnazione o Mancanza di Progressi

Esempio pratico: Se noti una stagnazione nei progressi, rivedi il tuo piano alimentare e verifica se ci sono stati cambiamenti nelle tue abitudini. Controlla se ci sono errori di calcolo nelle porzioni o se hai introdotto alimenti non compatibili con il tuo gruppo sanguigno. Considera anche fattori come lo stress, la mancanza di sonno o cambiamenti nell'attività fisica.

Tecnica: Effettua un'analisi dettagliata dei tuoi progressi utilizzando il diario alimentare e i dati di monitoraggio. Apporta modifiche graduali al piano, come variare i tipi di proteine o le fonti di carboidrati, e verifica se queste modifiche portano a risultati migliori.

4. Adattare la Dieta ai Cambiamenti della Vita

Esempio pratico: Le esigenze dietetiche possono cambiare con l'età, lo stile di vita o lo stato di salute. Se, ad esempio, inizi a fare più esercizio fisico o affronti un cambiamento significativo nella tua routine, potrebbe essere necessario adattare il piano alimentare. Consulta un nutrizionista per modificare le proporzioni di nutrienti in base ai nuovi requisiti.

Tecnica: Registra qualsiasi cambiamento significativo nella tua vita e adatta il piano alimentare di conseguenza. Usa strumenti di monitoraggio per seguire come questi cambiamenti influenzano i tuoi progressi e fai aggiustamenti mirati per mantenere l'equilibrio.

5. Affrontare la Mancanza di Ingredienti Specifici

Esempio pratico: Se un ingrediente specifico per la tua dieta non è disponibile, cerca alternative compatibili. Ad esempio, se non trovi carne magra raccomandata per il tuo gruppo sanguigno, prova con altre fonti di proteine, come pesce o legumi, che possono fornire nutrienti simili.

Tecnica: Mantieni una lista di sostituti alimentari per gli ingredienti chiave della tua dieta. Consulta le linee guida del tuo piano alimentare per assicurarti che le alternative siano compatibili e facili da integrare nella tua routine.

6. Motivazione e Supporto

Esempio pratico: La motivazione può calare nei periodi di difficoltà. Cerca supporto da parte di amici, familiari o gruppi di sostegno. Condividi i tuoi obiettivi e progressi con persone che possono offrire incoraggiamento e consigli utili.

Tecnica: Unisciti a gruppi di discussione online o forum dedicati alla dieta per il gruppo sanguigno. La condivisione di esperienze e strategie con altri che seguono un piano simile può fornire nuove idee e motivazione.

7. Gestire Stress e Altri Fattori Emozionanti

Esempio pratico: Lo stress può influenzare le tue abitudini alimentari e la tua aderenza al piano. Trova modi per gestire lo stress, come tecniche di rilassamento, esercizio fisico o meditazione. Assicurati di non utilizzare il cibo come meccanismo di coping.

Tecnica: Implementa tecniche di gestione dello stress nella tua routine quotidiana. Tieni un diario per monitorare come lo stress influisce sul tuo comportamento alimentare e apporta modifiche per migliorare la tua risposta emotiva agli imprevisti.

Conclusione

Affrontare le difficoltà e gli imprevisti è una parte inevitabile di qualsiasi piano dietetico. Con una preparazione adeguata e strategie pratiche, puoi superare gli ostacoli e mantenere la tua dieta basata sui gruppi sanguigni. Essere flessibili e avere un piano di riserva ti permetterà di adattarti alle sfide e di proseguire verso i tuoi obiettivi di salute con successo.

7. Pianificazione di Controlli Regolari: Frequenza e Metodi per Rivedere la Dieta

La pianificazione di controlli regolari è essenziale per garantire che la dieta basata sul gruppo sanguigno continui a soddisfare le tue esigenze e obiettivi di salute. Rivedere e adattare periodicamente il piano alimentare ti permette di rimanere sulla giusta strada e di apportare modifiche necessarie per ottimizzare i risultati. In questo paragrafo, esploreremo la frequenza ideale dei controlli, i metodi per eseguire una revisione efficace e come implementare le modifiche necessarie per migliorare la tua dieta.

1. Frequenza dei Controlli

Esempio pratico: La frequenza dei controlli dipende da diversi fattori, tra cui il tuo stato di salute, gli obiettivi dietetici e le eventuali modifiche al piano alimentare. Una buona prassi è pianificare un controllo approfondito ogni 4-6 settimane, almeno nei primi mesi dopo l'inizio della dieta. Durante questo periodo, il tuo corpo si adatta al nuovo regime e potresti osservare cambiamenti significativi nei tuoi progressi.

Tecnica: Imposta promemoria regolari nel tuo calendario per eseguire questi controlli. Se hai esigenze specifiche, come la gestione di condizioni mediche, potresti dover fare controlli più frequenti. In ogni caso, assicurati di fare una revisione completa ogni trimestre per monitorare progressi a lungo termine e apportare modifiche strategiche.

2. Metodi per Rivedere la Dieta

Esempio pratico: Durante i controlli, utilizza diversi metodi per valutare l'efficacia del piano alimentare. Questi possono includere la revisione dei tuoi progressi fisici e mentali, la valutazione di come ti senti quotidianamente, e il controllo delle metriche rilevanti come peso, misure corporee e parametri di laboratorio se disponibili.

Tecnica: Tieni un diario alimentare dettagliato in cui annoti i pasti, le porzioni e le reazioni fisiche o emotive che sperimenti. Usa anche app di monitoraggio della dieta per registrare i tuoi nutrienti e calorie. Inoltre, misura regolarmente il tuo peso e le tue misure corporee e, se possibile, esegui esami del sangue per controllare i parametri nutrizionali.

3. Valutazione dei Risultati

Esempio pratico: Analizza i dati raccolti per valutare i tuoi risultati. Se stai notando miglioramenti, come una maggiore energia, perdita di peso o miglioramenti nei parametri di salute, questi sono indicatori positivi che la dieta sta funzionando. Se, al contrario, non stai ottenendo i risultati desiderati o hai difficoltà a mantenere la dieta, potrebbe essere il momento di apportare delle modifiche.

Tecnica: Confronta i tuoi risultati con gli obiettivi iniziali che hai stabilito. Se hai raggiunto o superato i tuoi obiettivi, considera di fissarne di nuovi. Se stai incontrando difficoltà, identifica le aree problematiche e sviluppa strategie per affrontarle, come modificare le porzioni, cambiare le combinazioni di alimenti o aggiungere nuovi nutrienti alla tua dieta.

4. Adattamenti Necessari

Esempio pratico: Se dai risultati dei tuoi controlli emergono aree in cui il piano alimentare potrebbe non essere ottimale, è importante fare aggiustamenti. Ad esempio, se noti una carenza di nutrienti specifici o una difficoltà a mantenere il piano, prova a integrare nuovi alimenti o a rivedere le proporzioni di nutrienti.

Tecnica: Consulta un nutrizionista o un dietologo per ottenere consigli su come modificare il piano alimentare in base ai risultati dei tuoi controlli. Potresti anche considerare di testare diverse varianti di ricette o di inserire nuovi alimenti compatibili con il tuo gruppo sanguigno per migliorare la varietà e l'equilibrio della tua dieta.

5. Monitoraggio Continuo e Adattamenti a Lungo Termine

Esempio pratico: Anche dopo i controlli regolari iniziali, è essenziale continuare a monitorare i tuoi progressi e apportare aggiustamenti a lungo termine. La tua dieta potrebbe richiedere modifiche in base a cambiamenti nella tua salute, attività fisica o stile di vita.

Tecnica: Stabilizza un programma di monitoraggio a lungo termine, con controlli meno frequenti, come ogni 3-6 mesi, per assicurarti che la dieta continui a essere efficace e adatta alle tue esigenze. Aggiorna regolarmente le tue strategie dietetiche in base ai cambiamenti nella tua vita e ai nuovi obiettivi di salute.

Conclusione

La pianificazione di controlli regolari è un elemento chiave per ottimizzare la tua dieta basata sul gruppo sanguigno. Utilizzando metodi efficaci per monitorare e rivedere il piano alimentare, puoi garantire che il tuo regime continui a soddisfare le tue esigenze e obiettivi. Ricorda che la flessibilità e l'adattamento sono fondamentali per mantenere i progressi e raggiungere il successo a lungo termine.

8. Ruolo del Supporto Professionale: Quando Consultare Esperti per Adattamenti Dietetici

Il supporto professionale gioca un ruolo cruciale nel garantire che una dieta basata sul gruppo sanguigno sia adattata correttamente alle tue esigenze individuali. Sebbene le linee guida generali possano fornire una base solida, l'intervento di esperti può fare la differenza tra una dieta efficace e una che necessita di aggiustamenti. In questo paragrafo, esploreremo come e quando consultare professionisti della salute per ottimizzare il tuo piano alimentare.

1. Quando Consultare un Nutrizionista

Esempio pratico: Se stai seguendo una dieta basata sul gruppo sanguigno e noti segni di carenze nutrizionali, come stanchezza persistente, debolezza o problemi digestivi, è il momento di consultare un nutrizionista. Questo professionista può aiutarti a identificare eventuali lacune nel tuo regime alimentare e a fare aggiustamenti per migliorare l'equilibrio dei nutrienti.

Tecnica: Prenota una consulenza con un nutrizionista specializzato in diete personalizzate. Porta con te un diario alimentare dettagliato, comprese le tue abitudini alimentari, sintomi e obiettivi di salute. Il nutrizionista esaminerà il tuo piano e ti fornirà raccomandazioni su come adattarlo in base alle tue necessità specifiche.

2. Importanza del Monitoraggio Medico

Esempio pratico: Se hai condizioni mediche preesistenti o stai assumendo farmaci, è essenziale monitorare gli effetti della dieta sul tuo stato di salute. In questi casi, un medico può aiutarti a valutare se la dieta sta interagendo correttamente con i tuoi farmaci e condizioni.

Tecnica: Organizza controlli regolari con il tuo medico per monitorare i parametri di salute pertinenti, come la pressione sanguigna, i livelli di zucchero nel sangue o i profili lipidici. Discuti qualsiasi cambiamento nei sintomi o nei risultati degli esami e chiedi al tuo medico se è necessario apportare modifiche alla dieta.

3. Ruolo dei Dietisti Sportivi

Esempio pratico: Se pratichi sport a livello intenso o stai cercando di migliorare le tue prestazioni atletiche, un dietista sportivo può offrirti una consulenza preziosa. Questo esperto può aiutarti a ottimizzare la tua dieta per migliorare l'energia, la resistenza e il recupero muscolare, tutto mentre segui le linee guida del gruppo sanguigno.

Tecnica: Consulta un dietista sportivo per creare un piano alimentare che soddisfi le tue esigenze energetiche e di recupero. Assicurati che il piano includa gli alimenti e i nutrienti necessari per sostenere le tue attività fisiche, mantenendo comunque l'aderenza alle linee guida del gruppo sanguigno.

4. Adattamenti per Intolleranze e Allergie Alimentari

Esempio pratico: Se sviluppi intolleranze o allergie alimentari mentre segui una dieta basata sul gruppo sanguigno, è cruciale consultare un allergologo o un nutrizionista. Questi professionisti possono aiutarti a modificare il piano alimentare per evitare gli alimenti problematici e garantire un'assunzione equilibrata di nutrienti.

Tecnica: Sottoponiti a test allergologici se sospetti di avere intolleranze o allergie. Discusso i risultati con un nutrizionista per trovare alternative sicure e nutrienti che soddisfino le tue esigenze e mantengano l'efficacia della dieta basata sul gruppo sanguigno.

5. Quando Rivolgersi a un Psicologo Nutrizionale

Esempio pratico: Se hai difficoltà a mantenere la dieta a causa di stress, abitudini alimentari disordinate o problemi emotivi legati al cibo, un psicologo nutrizionale può offrirti supporto prezioso. Questo professionista può aiutarti a sviluppare strategie per gestire le sfide psicologiche e migliorare il tuo rapporto con il cibo.

Tecnica: Prenota sessioni con uno psicologo nutrizionale per esplorare e affrontare le problematiche emotive e comportamentali legate all'alimentazione. Lavorerai insieme per creare un piano che non solo aderisca alle linee guida del gruppo sanguigno ma che sia anche sostenibile a lungo termine.

6. Adattamenti per Situazioni Speciali

Esempio pratico: In situazioni speciali, come gravidanza, allattamento o cambiamenti significativi nella vita, potresti aver bisogno di apportare modifiche al piano alimentare. Un dietista specializzato in queste aree può fornirti indicazioni su come adattare la dieta per soddisfare le esigenze particolari di questi periodi.

Tecnica: Consulta un dietista specializzato in nutrizione per la gravidanza o altre situazioni speciali. Discuti i tuoi obiettivi e le tue esigenze, e ricevi raccomandazioni su come bilanciare correttamente la dieta per garantire la salute ottimale per te e il tuo bambino.

Conclusione

Il supporto professionale è fondamentale per adattare e ottimizzare una dieta basata sul gruppo sanguigno. Consultare esperti come nutrizionisti, medici, dietisti sportivi e psicologi nutrizionali può aiutarti a personalizzare il tuo piano alimentare e a superare eventuali difficoltà. Utilizzando le loro competenze, puoi assicurarti che la tua dieta rimanga efficace e adatta alle tue esigenze individuali, migliorando il tuo benessere generale.

Vuoi un nostro libro a soli 0,99€? Ecco come fare!

Ciao!
Se ti è piaciuto questo libro, puoi ricevere il prossimo titolo **a soli 0,99€**, scegliendo tra:

📖 eBook
🖨 PDF di un libro cartaceo

Segui questi semplici passaggi:

📌 **1.** Condividi la tua esperienza sul sito dove hai effettuato l'acquisto.

📌 **2.** Invia uno screenshot **del tuo feedback** dove si legge anche la dicitura "Acquisto verificato" a: info.testicreativi@gmail.com

📌 **3.** Riceverai un codice sconto personale da utilizzare sul nostro store online, valido per ottenere il prossimo libro **a soli 0,99€**.

📚 La tua opinione conta davvero: ogni recensione ci aiuta a crescere e permette a nuovi lettori di scoprire i nostri libri.

Grazie di cuore per il tuo tempo e buona lettura!